# ACTIONS

DES

# PRODUITS SÉCRÉTÉS PAR LES MICROBES PATHOGÈNES.

---

HOMMAGE A LA FACULTÉ DE MÉDECINE

A L'OCCASION DU

SIXIÈME CENTENAIRE DE L'UNIVERSITÉ DE MONTPELLIER,

PAR CH. BOUCHARD,

PROFESSEUR A LA FACULTÉ DE MÉDECINE DE PARIS,
MEMBRE DE L'INSTITUT.

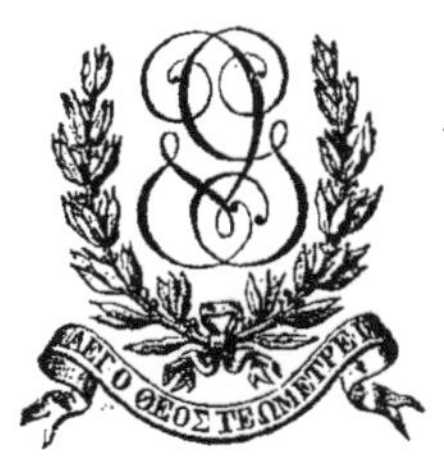

PARIS,

GAUTHIER-VILLARS ET FILS, IMPRIMEURS-LIBRAIRES
DU BUREAU DES LONGITUDES, DE L'ÉCOLE POLYTECHNIQUE,
Quai des Grands-Augustins, 55.

---

1890

# ACTIONS

DES

# PRODUITS SÉCRÉTÉS PAR LES MICROBES PATHOGÈNES.

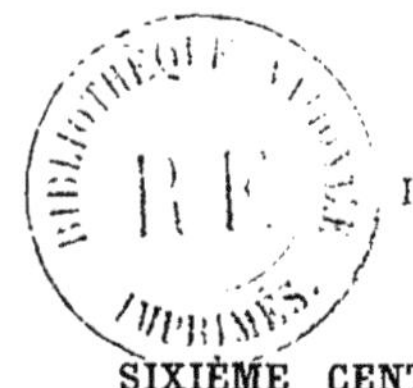


HOMMAGE A LA FACULTÉ DE MÉDECINE

A L'OCCASION DU

SIXIÈME CENTENAIRE DE L'UNIVERSITÉ DE MONTPELLIER,

PAR CH. BOUCHARD,

PROFESSEUR A LA FACULTÉ DE MÉDECINE DE PARIS,
MEMBRE DE L'INSTITUT.

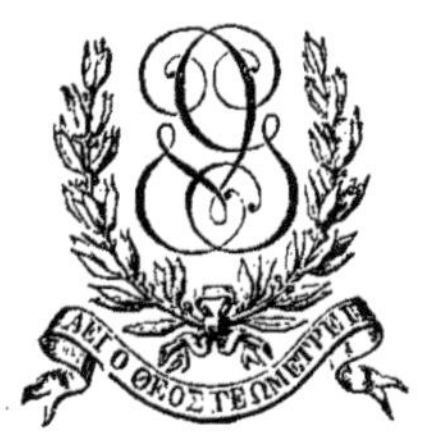

PARIS,

GAUTHIER-VILLARS ET FILS, IMPRIMEURS-LIBRAIRES

DU BUREAU DES LONGITUDES, DE L'ÉCOLE POLYTECHNIQUE,

Quai des Grands-Augustins, 55.

1890

PARIS. — IMPRIMERIE GAUTHIER-VILLARS ET FILS, QUAI DES GRANDS-AUGUSTINS, 55.

# ACTIONS

DES

# PRODUITS SÉCRÉTÉS PAR LES MICROBES PATHOGÈNES.

Notre conception de la virulence se modifie et se complète; la notion de l'immunité commence à devenir intelligible. Ces progrès sont dus à ce que nous n'attribuons plus aux microbes qu'un rôle indirect. Ils sont toujours la cause indispensable de la virulence; ils sont toujours la cause de l'immunité, je n'oserai pas dire la cause indispensable; mais ils ne produisent ces effets que grâce aux matières chimiques qu'ils sécrètent.

Ayant à exposer certains faits que je crois nouveaux, relatifs au rôle des produits solubles des microbes, j'ai pensé qu'il conviendrait de les présenter à leur place dans un exposé d'ensemble de l'action des produits bactériens. Ces substances sont fort nombreuses, et le nombre de celles que l'on connaît grandit chaque jour. Il en est qui sont nuisibles, d'autres qui sont favorables à l'individu infecté. Il en est aussi qui sont nuisibles, d'autres qui sont favorables à l'agent pathogène lui-même.

Je dirai d'abord quelques mots de l'action que les produits bactériens exercent sur les microbes.

## ACTION DES PRODUITS BACTÉRIENS SUR LES MICROBES.

### ACTION NUISIBLE AUX MICROBES.

Quand une bactérie végète depuis un certain temps dans un milieu de culture, il arrive un moment où la végétation s'arrête. Si, comme l'ont fait Pasteur et plus tard Freudenreich pour les milieux liquides, on détruit les micro-organismes de ce bouillon à l'aide de la chaleur, ou si l'on s'en débarrasse par le filtre; si, à l'exemple de Garré pour les milieux solides, on enlève la surface sur laquelle s'étalait la culture, et si l'on ensemence de nouveau avec un microbe de même espèce le milieu de culture liquide ainsi stérilisé, on voit qu'il reste stérile malgré le nouvel ensemencement. A quoi est due cette impossibilité d'une nouvelle végétation? à l'épuisement du milieu que la vie des premiers microbes aurait dépouillé des substances sans lesquelles les seconds ne peuvent pas vivre, ou à la présence de matières excrémentitielles produites par la vie des premiers et nuisibles au développement des seconds? Épuisement du milieu de culture ou contamination de ce milieu par des matières *empêchantes* d'origine microbienne, telles sont les deux hypothèses qui ont été discutées depuis longtemps.

C'est une notion anciennement établie, pour ce qui concerne les organismes des fermentations, que quand le sucre vient à manquer, la fermentation alcoolique s'arrête; que quand l'alcool est complètement transformé, la fermentation acétique se suspend, et que chaque ferment reprend sa vie, sa multiplication et sa fonction, si l'on ajoute aux milieux épuisés, soit le sucre, soit l'alcool.

Pour les microbes pathogènes, Pasteur a démontré ([1]) qu'il en est de même. Son expérience, prouvant la réalité de l'épuisement, le détourna d'invoquer, autrement qu'à titre d'hypothèse, la contamination par des matières empêchantes dans l'interprétation de la stérilisation du milieu de culture.

On savait pourtant depuis longtemps que, dans la fermentation, la transformation chimique s'arrête quand l'un des produits de la métamorphose, s'accumulant dans le milieu, atteint une proportion déterminée. Au delà d'une certaine dose d'alcool, la fermentation s'arrête, sans que le sucre soit épuisé, si l'alcool produit s'élève à un certain degré. Dans ce cas, ce n'est pas par l'addition de sucre, c'est en diluant le milieu avec de l'eau qu'on provoque la reprise du travail fermentatif. De même, dans les fermentations butyrique, acétique, lactique, le ferment cesse d'agir quand l'acide formé devient trop abondant; mais son activité reparaît et continue si l'on a soin d'ajouter, au milieu, du carbonate de chaux qui neutralise les acides. Quelquefois, cet arrêt de la végétation est dû à quelque substance accessoire parmi celles qui résultent de la désassimilation du microbe. Ainsi Raulin a démontré que l'*Aspergillus niger* est, au bout d'un certain temps, entravé dans son développement par l'acide sulfocyanique

([1]) *Comptes rendus de l'Académie des Sciences,* 26 avril 1880.

qu'il produit, et que cette entrave n'existe pas si l'on ajoute au liquide un sel de fer, non parce que le fer neutralise l'acide sulfocyanique, mais parce qu'il empêche le végétal de sécréter cet acide.

Il en est de même pour les microbes pathogènes; Freudenreich et Garré l'admettent, bien que leurs expériences ne déposent pas plus en faveur de la contamination par les matières empêchantes qu'en faveur de l'épuisement. J'ai établi par des expériences qui remontent à mars 1888 (1) la réalité des matières empêchantes qui, avec l'épuisement des matériaux nutritifs, sont les deux causes de la stérilisation des milieux inertes. J'ai démontré qu'une culture de bacille pyocyanique, devenue stérile par la vie de cet organisme, redevient fertile si l'on ajoute de l'eau distillée qui n'apporte assurément aucune substance nutritive, mais qui dilue la matière empêchante. J'ai établi que si, à du bouillon neuf, on ajoute la culture pyocyanique devenue stérile, le bacille se développera dans ce milieu contaminé, mais ne sécrétera pas de pyocyanine; tandis que, si l'on ajoute à du bouillon neuf la même proportion d'eau distillée, ce mélange, plus pauvre que le précédent en substance nutritive, mais totalement dépourvu de matière empêchante, donnera une culture de bacille pyocyanique qui se montrera riche en pyocyanine. J'ai constaté enfin qu'il suffit de chauffer en vase clos, à 115°, une culture pyocyanique devenue stérile pour lui rendre sa fertilité; l'action de la chaleur, dans ce cas, n'a pas ajouté à la richesse en substance nutritive, mais a pu modifier, détruire ou supprimer (2) une substance empêchante. Perdrix (3) a constaté aussi que la soustraction de l'ammoniaque produite par la bactéridie charbonneuse permet à la végétation suspendue de reprendre son cours.

Par quel procédé ces matières empêchantes nuisent-elles au microbe qui les a sécrétées? On ne le sait.... Mais on peut dire qu'elles agissent à la façon des substances antiseptiques.

C'est à l'aide d'antiseptiques que Charrin et Guignard, le 12 décembre 1887, ont donné la preuve décisive du polymorphisme des bactéries, quand ils ont fait passer un bacille par les formes de micrococque, de bactérium, de spirille, confirmant ainsi, à l'encontre du *monomorphisme* de Cohn, les vues formulées d'abord par Rey Lankester en 1876, d'après des

---

(1) Bouchard, *Thérapeutique des maladies infectieuses*, p. 112 à 125.

(2) J'ai constaté en effet qu'il se produit, à cette température, un précipité floconneux d'apparence albuminoïde.

(3) *Annales de l'Institut Pasteur*, juillet 1888.

expériences que Zopf a répétées en 1881. C'est à l'aide d'antiseptiques que Wasserzug, en 1888, a reproduit avec le même succès les expériences de Charrin et Guignard. Ces auteurs n'ont pas seulement changé, grâce aux antiseptiques, la forme des bactéries, ils ont entravé leur croissance ou empêché leur segmentation et arrêté ainsi leur multiplication.

C'est à l'aide d'antiseptiques que Charrin et Roger ([1]) ont supprimé la fonction chromogène chez le bacille pyocyanique et chez un bacille vert fluorescent. C'est à l'aide d'antiseptiques que Wasserzug ([2]) et que Roger suppriment chez le *Bacillus prodigiosus* la fonction chromogène, comme Schottelius venait de le faire avec la chaleur (1887). Enfin, j'ai vu Roger supprimer le pigment jaune du *Staphylococcus aureus* en le cultivant au contact de l'iodoforme.

C'est encore à l'aide des antiseptiques que Chamberland et Roux sont arrivés à atténuer la virulence.

Dans les vieilles cultures de bacille pyocyanique dans lesquelles la matière nutritive n'est pas épuisée, mais où la végétation est arrêtée par l'accumulation des produits solubles sécrétés par le microbe, Charrin et Guignard ont trouvé des corps ressemblant à des bactériums, entourés d'une enveloppe comme s'il y avait enkystement. Les mêmes expérimentateurs ont établi ([3]) que les produits solubles d'un microbe peuvent être empêchants pour un autre microbe ; que la bactéridie charbonneuse, par exemple, ensemencée dans la culture filtrée du bacille pyocyanique, se transforme en filaments renflés, plus ou moins contournés, réduits par places à leur membrane ou fragmentés en granulations inégales. La virulence des bactéridies ainsi altérées s'affaiblit graduellement. La survie des cobayes inoculés augmente; enfin le virus ne tue plus, mais il ne vaccine pas. Les produits solubles nuisent donc aux microbes à la façon des antiseptiques.

### ACTION UTILE AUX MICROBES.

L'action que les produits bactériens exercent sur les microbes n'est pas toujours nuisible à ces derniers ; elle leur est parfois favorable.

Par les diastases qu'ils sécrètent, les microbes sont capables d'adapter le milieu à leurs besoins.

---

([1]) *Société de Biologie*, 29 octobre 1887.

([2]) *Annales de l'Institut Pasteur*, décembre 1887.

([3]) *Comptes rendus de l'Académie des Sciences*, 8 avril 1889.

La levure par une diastase transforme en glycose la saccharose (DUCLAUX), la lactose (BOURQUELOT); ainsi produite, cette glycose entre en fermentation.

De même, un très grand nombre de microbes qui détruisent la matière azotée agissent d'abord en la peptonisant à l'aide d'une diastase.

On sait que l'acide lactique favorise le développement du charbon symptomatique; les microbes qui sécrètent cet acide pourraient donc favoriser le développement du bacille du charbon symptomatique.

Roger (1) a montré que l'inoculation du *Bacillus prodigiosus*, quoiqu'il ne fasse pas d'acide lactique, rend aptes à contracter cette maladie des animaux qui y sont naturellement réfractaires.

Il a établi que cette action favorable à l'invasion par le bacille du charbon symptomatique s'obtient également quand l'inoculation du *prodigiosus* est faite près ou loin du point où le bacille pathogène a été lui-même inoculé, et que l'influence la plus manifeste s'observe quand l'injection est faite dans les veines.

Il a démontré, enfin, que la même influence favorable à l'infection peut être obtenue, si l'on injecte seulement les produits solubles du *prodigiosus*, ou l'extrait glycériné d'une culture, et que l'action propice au microbe pathogène est plus énergique quand l'injection est faite dans les veines que quand elle est poussée au lieu même de l'inoculation (2).

Flügge et Vissokovitch ont également réussi à forcer la résistance naturelle d'un organisme à un microbe par l'injection des produits d'un autre microbe.

Monti est arrivé à des résultats semblables en inoculant des microbes pathogènes très atténués : pneumocoque, streptocoque, et en injectant en même temps les matières solubles de saprophytes, du *Proteus vulgaris* en particulier.

---

(1) *Société de Biologie*, 19 janvier et 2 février 1889.

(2) La substance sécrétée par le *Bacillus prodigiosus*, qui facilite l'infection par le bacille du charbon symptomatique, n'est détruite que par la chaleur de 130°; elle résiste à 120°. Elle diffère de la diastase par laquelle le *prodigiosus* liquéfie la gélatine, cette dernière étant détruite par un chauffage à 60°. Roger a également reconnu qu'on facilite le développement du charbon symptomatique, chez les animaux réfractaires, par l'inoculation simultanée du *Staphylococcus aureus* ou du *Proteus vulgaris*, ou par l'injection d'un extrait de viande putréfiée. (*Société de Biologie*, 30 mars 1889.)

De même, Grawitz et de Bary pensent avoir augmenté l'activité des pyogènes en injectant avec eux des produits bactériens.

Mais tous ces faits ne trouvent ici leur place que par une analogie un peu forcée. Rien ne prouve, en effet, que cette influence adjuvante sur l'infection obtenue par l'injection de poisons bactériens résulte d'une action directe de ces matières sur le microbe. Ne dépendrait-elle pas plutôt d'une action défavorable sur l'organisme? On n'a pas établi que l'acide lactique facilite la culture *in vitro* du bacille du charbon symptomatique; ce n'est pas comme le sulfate de fer. Il se pourrait que l'acide lactique, que le *Bacillus prodigiosus* ou ses produits agissent comme la dilacération préalable du tissu où va être faite l'inoculation (Roux et Nocard). Roger constate que le *prodigiosus* ou ses produits solubles rendent possible, chez le lapin, l'infection par le charbon symptomatique, même quand on inocule ce virus loin du point où l'on a inséré le *prodigiosus* ou ses produits, tandis qu'on ne facilite en aucune façon l'infection, si l'acide lactique est introduit loin du lieu de l'inoculation.

## ACTION DES PRODUITS BACTÉRIENS SUR L'ORGANISME ANIMAL.

### ACTION NUISIBLE A L'ORGANISME.

L'action nuisible des produits bactériens, affirmée sans preuves par Toussaint le 15 avril 1878, formulée hypothétiquement par Chauveau le 10 novembre 1879, a reçu un commencement de démonstration quand Pasteur, le 3 mai 1880, provoqua des symptômes morbides, et en particulier le pelotonnement et la somnolence, par l'injection d'un extrait de culture de bacille du choléra des poules.

En novembre 1884 [1], en injectant dans les veines de lapins les urines filtrées de l'homme cholérique, j'ai produit, indépendamment des effets toxiques communs à toutes les urines, certains symptômes qui ne manquent pas d'analogie avec ceux du choléra : cyanose des muqueuses et des oreilles, hypothermie plus considérable que celle que provoquent les urines normales, crampes sans analogie avec les convulsions que donnent habituellement les urines, surtout celles du sommeil, diarrhée d'abord stercorale, puis blanchâtre, constituée par l'épithélium intestinal des-

---

[1] *Association française pour l'avancement des Sciences*, Congrès de Grenoble, septembre 1885.

quamé, rétention de la bile dans la vésicule, albuminurie et enfin anurie, amenant la mort trois ou quatre jours après l'injection. Ces faits me donnaient à penser que dans le corps de l'homme malade les agents pathogènes sécrétaient des poisons qui produisaient les symptômes et quelques lésions de la maladie, poisons qui, recueillis aux émonctoires et injectés à l'animal, étaient capables de provoquer encore chez lui les mêmes symptômes et les mêmes lésions.

Charrin (1), le 3 mars 1887, a démontré plus complètement, et établi d'une façon définitive, que la virulence est essentiellement la toxicité des produits sécrétés par les microbes pathogènes dans le corps des animaux infectés. En injectant chez le lapin la culture pyocyanique stérilisée par la chaleur et par le filtre, il a obtenu, suivant les doses employées, la diarrhée, l'albuminurie et la mort rapide, ou l'albuminurie moins intense, une diarrhée persistante, l'amaigrissement considérable, les paralysies spasmodiques avec arthrites, la paralysie vésicale, la mort tardive, tous symptômes qui succèdent à l'inoculation du bacille pyocyanique lui-même.

Charrin et A. Ruffer, à l'aide des mêmes produits solubles, ont démontré (2) que la fièvre des maladies infectieuses est également toxique, provoquée par les produits bactériens.

Ces matières morbifiques, que les agents pathogènes versent dans le corps des animaux infectés, j'ai démontré (3) qu'elles s'échappent du corps par les émonctoires et qu'on les retrouve dans les urines.

Des lapins soumis à l'alimentation lactée, afin que leurs urines soient plus abondantes, et afin que, moins riches en potasse, elles soient moins toxiques, sont inoculés avec le bacille pyocyanique; leurs urines filtrées sont injectées à des animaux sains, chez lesquels on voit se développer l'albuminurie, la diarrhée, l'amaigrissement et enfin les paralysies spasmodiques.

Appliquant cette méthode à l'étude de la diphtérie, Roux et Yersin (4) ont vu, eux aussi, les urines de l'enfant diphtérique provoquer chez l'animal des manifestations paralytiques.

Grawitz et de Bary, puis Scheurlen, ont montré l'action pyogène des cultures stérilisées du *Staphylococcus aureus*.

---

(1) *Société de Biologie*.
(2) *Société de Biologie*, 1er février 1889.
(3) *Comptes rendus des séances de l'Académie des Sciences*, 4 juin 1888.
(4) *Annales de l'Institut Pasteur*, juin 1889.

Cette action nuisible des produits solubles des microbes est due à des substances chimiques diverses, et en particulier à des diastases et à des alcaloïdes.

La diastase du microbe de la péripneumonie épizootique (Arloing), celle du *Staphylococcus pyogenes aureus* (Christmas) peuvent provoquer des lésions locales, comme aussi certains alcaloïdes, la cadavérine en particulier (Grawitz, puis Behring), et la ptomaïne extraite par Leber de la culture du *Staphylococcus aureus*.

Les accidents généraux, et en particulier la fièvre, peuvent être provoqués par des diastases [1] (Roussy). Les accidents nerveux semblent devoir être attribués surtout aux ptomaïnes; mais, pour ces alcaloïdes, il en est, comme la mydaléine, qui sont pyrétogènes.

### ACTION UTILE A L'ORGANISME.

L'idée que des matières sécrétées par les microbes venaient en aide à l'organisme pour entraver le développement de la maladie, pour hâter la guérison, pour empêcher la récidive, a été formulée à diverses reprises dans ces douze dernières années. Imaginée par Toussaint (15 avril 1878), elle a été abordée expérimentalement et rejetée par Pasteur (26 avril et 3 mai 1880).

D'après l'opinion formulée alors par Pasteur, si la maladie virulente laisse après elle l'immunité, ce n'est pas parce que le microbe pendant la maladie aurait déposé dans l'organisme une matière empêchante qui, restant indéfiniment présente, s'opposerait à ce que le même microbe pût y végéter de nouveau; au contraire, l'immunité serait due à ce que le microbe, pendant la maladie, aurait enlevé à l'organisme une matière *que la vie ne ramène pas*, matière sans laquelle le même microbe ne pourrait pas se développer une seconde fois. L'immunité acquise dépendrait donc de l'épuisement et non de la contamination par des matières empêchantes d'origine bactérienne. Chauveau, tout en admettant cette théorie de Pasteur pour la plupart des cas d'immunité acquise, faisait des réserves pour ce qui concerne l'immunité naturelle (28 juin 1880). Cette immunité naturelle, il la faisait dépendre de substances inhibitoires capables de s'opposer à la prolifération des bactéries, substances qui naturellement ne pourraient pas être d'origine microbienne et qui, dans ces cas, ne pour-

---

[1] *Académie de Médecine*, 11 février 1889.

raient être fabriquées que par les cellules animales. Mais trois semaines plus tard (19 juillet 1880), Chauveau applique à l'immunité acquise son idée des matières inhibitoires, qui, dans ce cas, seront fabriquées non plus par l'organisme animal, mais par le microbe pathogène. Ce qui avait amené cette modification dans l'opinion de Chauveau, c'est qu'il avait reconnu l'existence de l'immunité chez des agneaux issus de brebis vaccinées pendant les derniers mois de la gestation. La même idée sommeillait déjà depuis huit jours à l'Académie des Sciences dans un pli cacheté que Toussaint avait déposé le 12 juillet et qui fut ouvert le 2 août. Il avait trait à la vaccination par le sang charbonneux chauffé. Après la découverte de l'atténuation du virus charbonneux par Pasteur, Chamberland et Roux (28 février 1881), Toussaint abandonna sa première idée et Chauveau resta seul défenseur de cette théorie suivant laquelle les microbes pathogènes sécréteraient des matières chimiques vaccinantes. Six ans après, Pasteur faisait son évolution. Dans sa lettre à Duclaux ([1]), il admet l'existence des vaccins chimiques, qui lui semblent seuls capables d'expliquer certains faits relatifs à la vaccination contre la rage. La preuve expérimentale manquait toujours. Elle fut ébauchée en septembre 1887 par Salmon et Smith ; elle fut fournie complètement par Charrin le 24 octobre 1887. Avec les produits solubles du choléra des porcs, Salmon et Smith n'avaient pas pu vacciner le porc, ils avaient seulement assuré l'immunité contre cette maladie au pigeon qui, de leur aveu, est à la limite de la réceptivité. Avec les produits solubles du bacille pyocyanique, Charrin donne des degrés très divers d'immunité au lapin, qui est l'animal le plus sensible à l'infection par le bacille pyocyanique. Cette découverte a été reconnue, par d'autres expérimentateurs, également exacte pour d'autres maladies.

De même que j'ai montré l'élimination des poisons bactériens par les urines des individus infectés, de même j'ai établi ([2]) que les matières vaccinantes, sécrétées par les microbes dans le corps des animaux, se retrouvent dans les urines, à tel point que les urines d'animaux pyocyaniques, si on les injecte à des lapins sains, après stérilisation par le filtre et par la chaleur, rendent ces animaux réfractaires à l'inoculation du bacille pyocyanique.

Comment cette matière chimique vaccinante agit-elle pour produire l'immunité ?

---

([1]) *Annales de l'Institut Pasteur*, 25 janvier 1887.

([2]) *Comptes rendus de l'Académie des Sciences*, 4 juin 1888.

La première hypothèse formulée considérait les matières bactériennes vaccinantes comme étant nuisibles à la vie du microbe qui les avait sécrétées. Elles agiraient à titre de matières empêchantes, ne maintenant l'immunité qu'autant qu'elles seraient présentes dans l'économie. Une hypothèse qui supposait la permanence indéfinie dans l'organisme d'une substance organique étrangère était peu conforme aux données générales de la Physiologie. J'ai démontré qu'elle était fausse, par ce seul fait que j'ai établi l'élimination de ces substances vaccinantes à travers les reins. Si elles s'éliminent, elles ne restent pas dans l'économie, et la durée indéfinie de l'immunité ne saurait être attribuée à leur présence perpétuelle. On les retrouve dans l'urine, qui par elles devient capable de vacciner les animaux, soit qu'elles aient été formées par l'agent pathogène dans le corps de l'individu infecté, soit qu'on les puise dans les cultures faites *in vitro*, cultures qu'on injecte après stérilisation. C'est ce qu'ont fait Charrin et A. Ruffer (1) qui ont pu, à l'aide de ce procédé, fixer à quatorze jours la durée de l'élimination des matières vaccinantes du bacille pyocyanique. Ces deux expérimentateurs ont été plus loin (2) : ils ont pu saisir la matière vaccinante pendant qu'elle traverse le sang, et vacciner un animal sain en lui transfusant le sang d'un lapin auquel on avait injecté la culture stérilisée du bacille pyocyanique.

La seconde hypothèse, c'est que les matières vaccinantes, pendant qu'elles imprègnent l'organisme animal *d'une façon passagère*, agissent sur lui et changent sa vitalité, c'est-à-dire sa nutrition *d'une façon durable*, d'où peut résulter un changement chimique des humeurs ou un changement dynamique des cellules. Ainsi les humeurs pourraient devenir plus impropres à la culture, ou les cellules plus aptes au phagocytisme. Ces deux dernières conclusions semblent être vraies.

Dès 1884, Grohmann avait établi que la bactéridie charbonneuse placée dans le sang s'y atténue au point de ne plus tuer le lapin. Fodor, en 1887, obtenait des résultats analogues. Mais c'est surtout Flügge en 1888, et ses élèves, Nuttal en 1888 et Nissen en 1889, qui ont attiré l'attention sur cette question. Il résulte de leurs recherches que divers microbes semés dans du sang, ou dans les sérosités pleurale ou péricardique, ou même dans l'humeur aqueuse y subissent une dégénérescence accusée. Cet état bactéricide des humeurs semblant restreindre l'importance du phagocytisme, il

(1) *Comptes rendus de l'Académie des Sciences*, 15 octobre 1888.

(2) *Comptes rendus de la Société de Biologie*, mars 1889.

était naturel que l'on fît remarquer, et Metchnikoff a formulé cette observation que, dans les humeurs, il y a des cellules dont l'une des fonctions normales est de détruire les microbes, que c'est à ces cellules que les humeurs doivent leur pouvoir microbicide et que l'humeur aqueuse qui ne renferme pas de leucocytes n'est pas microbicide. Buchner a répondu à l'objection en établissant que le sérum sanguin, privé d'éléments cellulaires, possède encore des propriétés microbicides. D'autre part, Petruchky avait vu dégénérer les bactéridies charbonneuses renfermées dans un intestin de grenouille inséré sous la peau d'une autre grenouille. Cette dégradation, ne pouvant être attribuée aux cellules, semblait témoigner en faveur du rôle bactéricide des humeurs. Enfin Nuttal avait vu les bactéries tuées une heure après leur introduction dans la chambre antérieure, trop vite, semble-t-il, pour que leur destruction pût être attribuée aux quelques leucocytes qui avaient déjà opéré leur diapédèse.

Metchnikoff et Hesse avaient fait cette remarque, que le sang des animaux naturellement réfractaires à un microbe peut être bon milieu de culture pour ce microbe. Lubarsch, qui a fait la même constatation, a dit de plus que le sang d'animaux non réfractaires à un microbe peut être bactéricide pour ce microbe. Ces faits paradoxaux n'étaient pas de nature à laisser supposer que l'action bactéricide des humeurs pourrait être invoquée pour expliquer l'immunité acquise, puisque, de toute évidence, elle agit à l'inverse des causes qui assurent à un animal son immunité naturelle.

Metchnikoff le premier (1) a démontré l'action bactéricide du sang des vaccinés (2) : il sème la bactéridie charbonneuse dans le sang d'animaux vaccinés, la culture se développe bien, mais ne tue pas les animaux non réfractaires auxquels on l'inocule ; la culture faite dans le sang d'animaux non réfractaires ou d'animaux naturellement réfractaires se développe et tue. Gamaleïa (3) a fait une autre constatation très intéressante : l'humeur aqueuse du mouton vacciné dans l'œil, quand on l'extrait et qu'on l'ensemence, ne donne qu'une végétation grêle, analogue au virus atténué, et

(1) *Annales de l'Institut Pasteur*, janvier 1887.

(2) Avec les expérimentateurs qui ont étudié cette question, je dis d'une humeur qu'elle est bactéricide, non seulement quand elle tue, dissout ou fragmente la bactérie qu'on y sème, mais encore quand elle entrave sa croissance ou sa multiplication, quand elle la rend plus grêle ou quand elle l'empêche de se segmenter et la laisse se développer en longs filaments, ou quand elle change sa forme, ou enfin quand elle supprime ou amoindrit l'une de ses fonctions et en particulier sa fonction virulente.

(3) *Annales de l'Institut Pasteur*, octobre 1888.

cela est vrai pour l'humeur aqueuse de l'œil non inoculé, comme pour celle de l'œil inoculé. Cet état bactéricide de l'humeur aqueuse est toujours consécutif à la fièvre vaccinale; il se maintient pendant quatorze jours et est nul au bout d'un mois.

Charrin et Roger ([1]) ont vu, comme Lubarsch, que le sérum du lapin, animal doué d'une grande réceptivité pour le charbon, est mauvais milieu de culture pour la bactéridie, laquelle se développe bien dans le sérum du chien, animal réfractaire au charbon. Ils ont constaté de plus que le sérum des lapins vaccinés contre la maladie pyocyanique est bactéricide pour le bacille pyocyanique, tandis que le sérum du lapin sain est un milieu de culture favorable pour ce microbe. Ils ont fait les mêmes constatations pour le charbon symptomatique, dont le bacille se développe mal et lentement dans le sérum des cobayes vaccinés avec le charbon symptomatique atténué, tandis qu'il cultive bien dans le sérum des cobayes normaux.

Nuttal avait vu que le chauffage à 50° fait perdre au sang son pouvoir microbicide. Buchner (janvier 1890) montre que ce pouvoir disparaît par la dialyse avec l'eau distillée et se conserve par la dialyse avec l'eau additionnée de 6 pour 1000 de chlorure de sodium; qu'il disparaît dans la dilution avec l'eau distillée et persiste dans la dilution avec l'eau salée; qu'il résiste à la neutralisation par l'acide acétique, à la soustraction de l'acide carbonique, à l'oxygénation; mais qu'il disparaît à la suite de congélations répétées. Ajoutons que le pus des animaux réfractaires à un microbe a été reconnu par Dirçking Holmfeld bactéricide pour ce microbe.

On peut donc considérer comme établi que, à la suite d'une maladie infectieuse, il peut persister un état des humeurs qui est bactéricide pour le microbe de cette maladie. Comme les actions morbifiques ou vaccinantes des microbes sont imputables aux substances chimiques qu'ils sécrètent, on pouvait supposer que cet état bactéricide était dû aux produits solubles, non à leur présence dans les humeurs, mais à leur passage à travers l'économie, et à quelque modification de la nutrition qui aurait succédé à l'imprégnation par ces produits. Il était nécessaire de vérifier cette hypothèse. Dans toutes les expériences publiées, l'état microbicide des humeurs avait été provoqué par la vaccination à l'aide de virus; j'ai voulu voir s'il en serait de même en vaccinant avec les produits solubles privés de tout microbe.

---

([1]) *Comptes rendus de l'Académie des Sciences*, 4 novembre 1889, et *Comptes rendus de la Société de Biologie*, 16 novembre 1889.

*Expérience I.* — Un lapin est vacciné en quatre fois par les produits solubles du bacille pyocyanique; le 21 décembre 1889, le 24 décembre, le 30 décembre et le 2 janvier 1890, il reçoit chaque fois 15$^{cc}$ de culture pyocyanique stérilisée. Il est tué par hémorrhagie le 28 janvier, vingt-six jours après la dernière injection du liquide vaccinal. Le sang est mis dans la glacière en même temps que le sang d'un lapin sain qu'on a également sacrifié par hémorrhagie. Le 29 janvier, les deux sérums décantés sont ensemencés en même temps avec 0$^{cc}$,005 de culture pyocyanique, chaque expérience faite en double. Dès le lendemain, le sérum de l'animal non vacciné est beaucoup plus trouble et renferme infiniment plus de bacilles que le sérum de l'animal vacciné; de plus, dans le sérum de cet animal vacciné, les bacilles se colorent très mal par les réactifs habituels.

Avec ces deux sérums, on ensemence deux ballons de bouillon. Le ballon ensemencé avec le sérum de l'animal vacciné cultive beaucoup moins et plus lentement; dans ce ballon aussi, la pyocyanine apparaît plus tardivement et en beaucoup moindre quantité.

Ainsi les produits solubles du bacille pyocyanique produisent dans les humeurs de l'animal, chez lequel on les injecte, une modification qui rend ces humeurs moins propices au développement du bacille; et cette stérilité relative, cette immunité ne peut pas être attribuée à la présence permanente des matières injectées; car j'ai démontré que ces matières s'éliminent, et Charrin et Ruffer ont établi que l'élimination est terminée au bout de quatorze jours. Dans l'expérience qui précède, le sang a été recueilli vingt-six jours après l'injection vaccinante.

Il ne faudrait pas croire que les humeurs seules deviennent bactéricides chez les animaux vaccinés. Les tissus aussi cessent de pouvoir servir de milieu de culture au microbe qui les a une fois impressionnés. Cela pouvait être soupçonné, mais cela avait besoin d'une démonstration directe. En effet, si Behring avait reconnu que le sang du rat blanc, en raison de son excessive alcalinité, ne laisse pas cultiver la bactéridie charbonneuse, et s'il avait cru pouvoir attribuer à cet état bactéricide du sang l'immunité relative de cet animal, Frank a démontré que la bactéridie se développe dans les tissus du rat blanc, quoique cet animal soit réfractaire et quoique son sang soit stérile. Si ce fait paradoxal est vrai pour ce qui concerne l'immunité naturelle, Roger a établi qu'il est faux pour l'immunité acquise et que, chez les animaux vaccinés, les tissus deviennent bactéricides comme les humeurs. Il tue simultanément deux cobayes, l'un sain, l'autre vacciné par le bacille du charbon symptomatique; il détache les quatre cuisses, injecte le bacille du charbon symptomatique dans une cuisse de l'animal vacciné et dans une cuisse de l'animal non vacciné et place les quatre cuisses dans l'étuve. Le lendemain, aucun gaz ne s'est développé dans les membres non inoculés, aucun gaz ne distend le membre inoculé de l'animal vacciné ; le membre inoculé de l'animal non vacciné est au contraire en plein emphysème. Le même résultat est obtenu si, au moment de la mort, on expulse totalement le sang en faisant passer un courant d'eau salée par les artères.

Cette modification chimique des humeurs ou des tissus, consécutive au passage des matières vaccinantes à travers l'organisme, n'est pas la seule condition de l'immunité. J'ai démontré (¹) que chez les animaux devenus réfractaires par produits solubles pyocyaniques, les leucocytes, en présence du microbe pyocyanique, effectuent plus abondamment leur diapédèse et sont doués d'une aptitude plus grande au phagocytisme. C'est ce qu'avait établi Metchnikoff pour l'immunité naturelle et pour l'immunité résultant de l'inoculation d'autres microbes que le pyocyanique; mais cela n'avait pas été établi pour l'immunité produite par vaccins chimiques, en l'absence de tout microbe. Ainsi les matières solubles sécrétées par les microbes pathogènes peuvent être utiles aux animaux en provoquant chez eux le développement d'un état réfractaire, et non en agissant directement sur le microbe inoculé, pour s'opposer à son développement.

Il y a action utile directe sur l'organisme animal.

L'action nuisible sur le microbe n'est qu'indirecte.

Ces matières s'opposent au développement du microbe parce qu'elles ont provoqué une modification de la nutrition, qui a amené un changement durable dans la constitution chimique des humeurs et une aptitude plus grande des leucocytes à la diapédèse et à la phagocytose.

**Action que les produits solubles d'un microbe exercent sur l'infection produite par ce microbe.**

Les changements chimiques des humeurs ou les changements dynamiques des cellules, résultant d'une influence exercée sur la nutrition par des matières solubles d'origine microbienne, réclament vraisemblablement un certain temps pour s'effectuer.

En effet, la vaccination n'est pas produite à l'instant même de l'injection de la manière vaccinante ; elle n'est manifeste qu'au bout de quelques jours. Pour que l'utilité des matières solubles sécrétées par les microbes pathogènes soit évidente, il faut que plusieurs jours s'écoulent entre l'in-

(¹) *Comptes rendus de l'Académie des Sciences*, 4 novembre 1889.

jection sous-cutanée ou intra-veineuse de ces matières et l'inoculation du microbe.

Qu'arriverait-il si l'injection de ces matières était faite au même moment que l'inoculation du microbe?

J'avais supposé autrefois qu'on obtiendrait plus vite l'immunité en injectant en bloc les matières vaccinantes dès le début de la maladie que si l'on attendait que cette immunité résultât de l'action graduelle de l'agent pathogène en développement; j'imaginais qu'on pourrait ainsi abréger la durée de la maladie, et j'entrevoyais la possibilité d'employer les produits solubles comme médicaments au début de l'infection. L'expérience n'a pas justifié cette hypothèse.

On pouvait supposer aussi que la toxicité de produits solubles injectés s'ajoutant à celle des matières semblables qui allaient être sécrétées dans l'organisme par les microbes, la virulence se manifesterait avec plus d'intensité et que la maladie serait plus grave. L'expérience a justifié cette conception.

On pouvait comprendre aussi que les matières solubles, si elles étaient injectées dans la même région où l'on déposerait un microbe sur lequel elles seraient capables d'exercer une action empêchante, pourraient entraver le développement de la maladie. L'expérience a tranché la question de façons qui paraissent contradictoires et a révélé des faits imprévus.

Les expériences qui suivent serviront peut-être à élucider ces questions.

*Expérience II.* — Le 21 mars 1888, à 10$^{h}$ du matin, deux lapins de même apparence sont inoculés simultanément, par voie intra-veineuse, avec 0$^{cc}$,5 de culture de bacille pyocyanique.

Immédiatement après, l'un des lapins reçoit sous la peau 8$^{cc}$ de culture pyocyanique stérilisée. Le même animal reçoit encore, à 8$^{h}$ du soir, 8$^{cc}$ de cette culture stérilisée. Le lendemain 22, ce lapin meurt à 10$^{h}$ 15$^{m}$ du matin; le second lapin, celui qui a été inoculé, mais qui n'a pas reçu les produits solubles, meurt à 7$^{h}$ 15$^{m}$ du soir.

Les produits bactériens introduits au moment même de l'inoculation et après, loin d'augmenter la résistance à l'infection, ont donc rendu la mort plus rapide.

*Expérience III.* — Le 4 octobre 1888, on injecte à deux lapins 0$^{cc}$,075 de culture virulente du bacille pyocyanique par les veines de l'oreille. A l'un de ces lapins on injecte, un quart d'heure après, 15$^{cc}$ de liqueur filtrée dans les veines et 15$^{cc}$ sous la peau. Le lapin ainsi traité est mort le lendemain. Le lapin témoin, qui n'a pas reçu les produits solubles, ne meurt que le 8 octobre; il a vécu quatre fois plus de temps que le lapin traité.

Il est très probable que la mort très hâtive du premier lapin est due à l'intoxication s'ajoutant à l'infection. En effet, un lapin qui reçoit $64^{cc}$ de culture filtrée, et rien autre, meurt; un lapin qui reçoit $40^{cc}$ dans le péritoine survit; un lapin qui reçoit $30^{cc}$ de culture filtrée dans le tube digestif ne présente pas d'accidents; un dernier lapin, qui reçoit $60^{cc}$ dans le tube digestif, soit 3 pour 100 par kilogramme, survit également.

On peut donc admettre que, chez le lapin traité, les matières solubles seules n'auraient pas provoqué la mort, mais que cet animal a succombé à l'action combinée de la maladie et du traitement. Nous verrons bientôt que cette explication n'est pas la seule valable et qu'une autre circonstance intervient pour expliquer la rapidité plus grande de la mort chez les animaux inoculés qui reçoivent en même temps les produits solubles.

*Expérience IV.* — Le 8 octobre 1888, trois lapins reçoivent par les veines de l'oreille $0^{cc},05$ de culture virulente du bacille pyocyanique. Immédiatement après l'inoculation, on injecte au premier lapin $15^{cc}$ de culture filtrée dans les veines et $25^{cc}$ sous la peau; de même, on injecte au second lapin $20^{cc}$, soit $12^{cc}$ par kilogramme, de la même culture filtrée, sous la peau seulement. Le lendemain, à ce second lapin qui est très malade, on injecte encore $28^{cc}$ de produits solubles sous la peau et $14^{cc}$ dans les veines. Le troisième lapin ne reçoit pas de produits solubles.

Le 10 octobre, les deux premiers lapins meurent. Le témoin meurt le 12 octobre. Il a vécu deux fois plus de temps que les animaux traités.

*Expérience V.* — Le 13 octobre 1888, deux lapins reçoivent dans les veines $0^{cc},02$ de culture pyocyanique. Immédiatement après, l'un d'eux reçoit sous la peau $30^{cc}$ de culture filtrée, en tout $15^{cc}$ par kilogramme.

Le 18 octobre, l'animal qui a reçu les produits solubles meurt; l'animal non traité survit.

*Expérience VI.* — Le 13 octobre 1888, on injecte dans les veines à deux lapins $0^{cc},025$ de culture de bacille pyocyanique et cinq minutes après on injecte à l'un d'eux $10^{cc}$ de culture filtrée dans les veines et $20^{cc}$ sous la peau, soit 15 par kilogramme.

Le 15 octobre, mort des deux lapins. La survie a été la même pour les deux.

Ainsi les matières chimiques fabriquées par le bacille pyocyanique, qui atténuent ou empêchent la maladie, quand on les injecte quelques jours ou quelques semaines avant l'inoculation du bacille pyocyanique, bien loin d'atténuer, aggravent la maladie et précipitent la mort quand on les injecte à un moment très voisin de l'inoculation.

Courmont [1] a montré que les produits solubles d'un bacille qui produit chez la vache une pseudo-tuberculose, injectés à l'animal sain, favorisent l'infection par ce bacille.

---

(1) *Comptes rendus de l'Académie des Sciences,* 22 juillet 1889.

Roger a vu également que le bacille du charbon symptomatique sécrète des substances qui favorisent son propre développement (1) :

« Ce que fait le *prodigiosus*, le bacille du charbon symptomatique peut le faire lui-même; il élabore des matières solubles qui favorisent son propre développement. Si l'on recueille la sérosité charbonneuse d'un animal qui vient de succomber, qu'on la filtre sur une bougie de porcelaine pour la débarrasser de tout élément figuré, on obtiendra un liquide fort peu toxique ; on pourra en injecter dans les veines d'un lapin $4^{cc}$ ou $5^{cc}$ par kilogr., sans amener de troubles notables ; or, si l'on introduit $1^{cc}$ ou $1^{cc},5$ et que, en même temps, on inocule le charbon symptomatique dans un muscle, l'animal succombera avec une énorme tumeur charbonneuse. »

Ce résultat explique comment l'inoculation simultanée du charbon symptomatique dans la chambre antérieure (où il se développe facilement) et dans la cuisse permet en ce dernier point la formation d'une tumeur charbonneuse.

Si les matières solubles fabriquées par le bacille pyocyanique sont inutiles ou même nuisibles quand on les injecte en même temps qu'on inocule le bacille pyocyanique lui-même, il pourrait n'en pas être de même quand cette injection est faite en même temps que l'inoculation d'un autre microbe pathogène. L'examen d'expériences contemporaines des précédentes va me permettre de transporter la question sur le terrain des faits.

### Action que les produits solubles d'un microbe exercent sur l'infection produite par un autre microbe.

On sait qu'il y a des bactéries antagonistes; on connaît l'action des saprophytes qui, introduits dans la culture d'un organisme pathogène, se substituent à lui. On a démontré que quand la virulence disparaît sur un cadavre, c'est la putréfaction et non la mort qui tue le virus. On disait : *Morte la bête, mort le venin;* on dirait plus justement : *Pourrie la bête, mort le venin*. Cette influence des germes putrides a été particulièrement établie pour la bactéridie charbonneuse, pour le vibrion du choléra et pour le bacille typhique. On a cru voir un antagonisme providentiel entre la putréfaction et la virulence, et l'on a pensé à utiliser cet antagonisme. L'essai

(1) *Soc. de Biologie*, 27 juillet 1889, et *Comptes rendus de l'Académie des Sciences*, 29 juillet 1889.

thérapeutique de Cantani, qui a voulu opposer le *Bacterium termo* au bacille de la tuberculose, ne paraît pas avoir été avantageux. Par contre, on peut combattre un organisme pathogène par un autre microbe également pathogène; c'est ce que fait depuis près d'un siècle la vaccine pour la variole. Emmerich a combattu l'infection charbonneuse par l'inoculation du streptocoque de l'érysipèle; Pawlowsky a également opposé à la bactéridie charbonneuse le pneumocoque de Friedländer et le *Staphylococcus aureus*, même le *Bacillus prodigiosus ;* Pavone aurait rendu des cobayes réfractaires au charbon par l'inoculation préalable du bacille typhique.

Dans une Note communiquée à l'Académie des Sciences le 8 avril 1889, j'ai étudié l'influence qu'exerce sur la maladie charbonneuse l'inoculation du bacille pyocyanique. Je résumais ainsi le résultat de mes expériences :

Sur 26 inoculations pratiquées chez le lapin, soit avec les cultures, soit avec le sang charbonneux, l'inoculation simultanée du bacille pyocyanique a donné 6 morts par charbon, 8 morts sans charbon et 12 guérisons, tandis que 20 lapins inoculés avec les mêmes matières charbonneuses sans inoculation pyocyanique ont donné 20 morts par charbon;

Sur 6 inoculations pratiquées sur le cobaye, il y a eu 3 morts par charbon et 3 morts sans charbon, tandis que 2 témoins ont donné 2 morts par charbon.

Peu de temps après ma Communication, Freudenreich a publié des expériences qui l'ont conduit aux mêmes résultats.

En vue d'interpréter l'action si remarquable du bacille pyocyanique sur la marche et l'évolution de la maladie charbonneuse, Charrin et Guignard voulurent bien instituer des recherches dont j'eus l'honneur de communiquer les résultats à l'Académie dans la même séance. Ces expérimentateurs virent que, si l'on sème le bacille pyocyanique dans une culture charbonneuse en pleine activité, elle perd graduellement sa virulence et que, en même temps, les filaments de la bactéridie subissent des altérations profondes et finissent par se résoudre en granulations, sans formation de spores.

Or, quand ils ont semé la bactéridie charbonneuse dans les produits solubles du bacille pyocyanique, après les avoir stérilisés par la chaleur et filtrés, Charrin et Guignard ont assisté à la même dégradation de la bactéridie.

D'après ces expériences, il semblerait naturel de supposer que les guérisons obtenues en inoculant le bacille pyocyanique aux animaux charbonneux tiennent à ce que, chez ces animaux, le bacille surajouté élabore des matières solubles nuisibles au développement de la bactéridie. Charrin et Guignard n'ont pas conclu ainsi. « Ces produits, disent-ils, atténuent la bactéridie, ils ne la tuent pas, ou du moins difficilement. Il est possible que le phagocytisme profite de cette atténuation pour remporter une victoire devenue plus facile. » Cette réserve était dictée, entre autres raisons, par ce fait constaté par moi, que l'injection de quantités variées de cultures pyocyaniques, filtrées, pratiquée chez des lapins inoculés avec le charbon, m'avait donné des résultats qui n'étaient nullement comparables à ces guérisons, relativement nombreuses, que donne l'inoculation du bacille pyocyanique lui-même. Je rapporte ici ces expériences qui n'ont pas trouvé place dans ma Note du 8 avril 1889, et qui, très analogues à celles qu'ont communiquées à l'Académie des Sciences, le 23 décembre 1889, Woodhead et Cartwright Wood, mais antérieures de plus d'un an à ces dernières, m'ont donné des résultats totalement différents de ceux qu'ont signalés ces auteurs.

Neuf lapins ont été inoculés soit avec des cultures charbonneuses, soit avec le sang ou la pulpe splénique d'animaux charbonneux. On leur a injecté au moment de l'inoculation, ou plus ou moins longtemps avant, ou pendant plusieurs jours après, soit des cultures pyocyaniques filtrées et démontrées stériles, soit des urines stérilisées fournies par des animaux pyocyaniques. Je reproduis dans leur ordre chronologique ces diverses expériences :

*Expérience VII.* — Le 18 septembre 1888, on injecte à deux lapins A et B $10^{cc}$ de culture stérilisée de bacille pyocyanique ; l'injection est poussée sous la peau.

Le 20 septembre, même injection.

Le 22 septembre, on injecte aux deux animaux $20^{cc}$ de la même culture stérilisée.

Le 24 septembre, même injection.

Le même jour, on inocule les deux animaux avec 8 gouttes d'une culture charbonneuse virulente, et en même temps deux lapins témoins.

Le 27 septembre, trois jours après l'inoculation, le lapin A meurt charbonneux.

Le 28 septembre, un des témoins meurt charbonneux.

Le 29 septembre, cinq jours après l'inoculation, le lapin B et le second témoin ne paraissant pas malades, on inocule ces deux animaux avec le sang d'un lapin charbonneux.

Les deux animaux meurent charbonneux, l'un le 30 septembre 1888, l'autre le 1er octobre 1888.

*Expérience VIII.* — Le 24 septembre 1888, à $11^{h}15^{m}$ du matin, on inocule sous la peau, à quatre lapins, A, B, C, D, 8 gouttes de culture charbonneuse.

A $3^{h}15^{m}$, on injecte sous la peau du lapin A $30^{cc}$ de culture pyocyanique stérilisée, soit $17^{cc}$ par kilogramme.

Au même instant, on injecte sous la peau du lapin B 20$^{cc}$ de la même culture stérilisée, soit 13$^{cc}$ par kilogramme.

Les lapins C et D, réservés comme témoins, ne reçoivent pas de produits solubles pyocyaniques.

Le 25 septembre, le lapin B meurt non charbonneux. La rate n'est pas grosse, il n'y a pas de bactéridies dans le sang, le microscope n'en fait pas découvrir, la culture de ce sang reste stérile; inoculé à un autre lapin, il ne transmet pas le charbon.

Le même jour, 25 septembre, on injecte au lapin A 15$^{cc}$ de matière soluble pyocyanique.

Le 26 septembre, on fait encore au lapin A une injection de 15$^{cc}$ de culture stérilisée.

Le 28 septembre, le témoin C meurt charbonneux.

Le même jour, on injecte encore 20$^{cc}$ de produits solubles au lapin A.

Le 29 septembre, le lapin A, cinq jours après l'inoculation, ne semble pas être charbonneux; il a maigri cependant comme tous les animaux auxquels on injecte les produits solubles du bacille pyocyanique; son poids de 1740$^{gr}$ est tombé à 1660$^{gr}$. Le témoin D reste bien portant.

On réinocule les deux animaux, cette fois avec du sang charbonneux, et l'on injecte au lapin A 30$^{cc}$ de produits solubles pyocyaniques sous la peau.

Le 1$^{er}$ octobre, deux jours après cette dernière inoculation, les deux lapins meurent charbonneux.

Malgré l'injection de 110$^{cc}$ de matière soluble pyocyanique, dont 30$^{cc}$ au moment de l'inoculation, cet animal est mort aussi vite que le témoin. Cependant sa rate est moins volumineuse que celle du témoin et renferme beaucoup moins de bactéridies.

*Expérience IX.* — Le 27 septembre 1888, deux lapins reçoivent chacun 11$^{cc}$ par kilogramme d'urine stérilisée par le filtre, et qui a été fournie par des animaux atteints de la maladie pyocyanique.

Le 29 septembre, même injection, et, en même temps, inoculation aux deux animaux du sang d'un lapin charbonneux.

Le 1$^{er}$ octobre, un des lapins meurt charbonneux.

Le 4 octobre, le second lapin meurt charbonneux. Sa rate est cependant petite, mais elle renferme des bactéridies.

*Expérience X.* — Le 1$^{er}$ octobre 1888, à 3$^{h}$45$^{m}$, on inocule sous la peau à deux lapins A et B 8 gouttes de culture charbonneuse.

A 4$^{h}$30$^{m}$, on injecte au lapin A, tout autour du point inoculé, 30$^{cc}$ de culture pyocyanique stérilisée, soit 19$^{cc}$ par kilogramme.

A la même heure, on injecte au lapin B 20$^{cc}$ de la même culture, soit 13$^{cc}$ par kilogramme, mais on la dépose sous la peau du flanc, du côté opposé au point de l'inoculation.

Le 2 octobre, le lapin A reçoit 15$^{cc}$ de produits solubles au point inoculé et le lapin B la même quantité du même liquide, loin du point inoculé.

Le 4 octobre, le lapin B meurt charbonneux.

On injecte au lapin A 15$^{cc}$ de produits pyocyaniques au lieu de l'inoculation.

Le 5 octobre, même injection faite au même point.

Le 12 octobre, le lapin A n'est pas charbonneux, mais il est malade de l'intoxication pyocyanique. Son poids de 1530gr est tombé à 1360gr. On l'inocule avec du sang charbonneux.

Le 13 octobre, le lapin A meurt, trop tôt pour que l'on puisse attribuer sa mort au charbon. Sa rate est d'ailleurs petite et ne renferme pas de bactéridies. Il a succombé à l'intoxication pyocyanique : il avait reçu 75cc de culture filtrée.

*Expérience XI.* — Le 4 octobre 1888, on inocule, sous la peau du flanc, à un lapin la pulpe splénique d'un cobaye charbonneux. En même temps, on injecte tout autour du point inoculé 30cc de culture pyocyanique stérilisée.

Le 5 octobre, on injecte au même point 15cc de produits pyocyaniques.

Le 6 octobre, l'animal meurt charbonneux.

On remarquera que, quand l'injection des matières pyocyaniques a paru utile, c'est dans les cas seulement où les animaux avaient été inoculés avec des cultures. Or, ces cultures étaient très faibles, puisque même des témoins ont résisté. Jamais l'inoculation du sang charbonneux n'a été rendue inoffensive par ces injections. Une seule fois la mort a été retardée. L'action curative de ces injections n'est donc pas nulle, mais elle est insuffisante. Il semblerait qu'il y a quelque avantage à pratiquer l'injection au lieu même de l'inoculation, à inonder les bactéridies de ce liquide, qui leur est nuisible. Si peut-être on a réussi de cette façon à obtenir une guérison, c'est encore dans un cas où l'inoculation avait été faite avec une culture. Le même traitement, appliqué après inoculation par le sang charbonneux, a été absolument inefficace; la mort est arrivée au bout de deux jours.

Dans les expériences de Woodhead et Cartwright Wood, la guérison est la règle, et les quantités de matières pyocyaniques injectées sont cependant beaucoup plus faibles que dans mes expériences. Enfin, ces expérimentateurs ont constaté que, après guérison du charbon par ce traitement, les animaux étaient vaccinés. Mon expérience me porte à supposer que leurs cultures étaient également peu virulentes, qu'elles étaient même plus faibles que les miennes; et j'ai grande tendance à croire qu'ils n'auraient pas obtenu des guérisons si constantes ni constaté l'immunité après ces guérisons, s'ils avaient inoculé, au lieu des cultures, du sang d'animaux morts charbonneux.

Ces expérimentateurs injectaient de très faibles quantités de culture stérilisée, tandis que mes expériences avaient été faites en opposant à la bactéridie des doses énormes, parfois mortelles, de produits solubles. J'ai dû me demander si les succès obtenus par Woodhead et Cartwright Wood, quand ils appliquaient à la cure du charbon une méthode qui ne m'avait donné que des échecs, ne tenaient pas précisément à l'exiguïté des doses de produits solubles qu'ils injectaient. J'ai refait mes expériences d'après ces données nouvelles.

*Expérience XII.* — Le 2 mai 1890, à 4h du soir, une culture de quatre jours, faite avec la pulpe splénique d'un cobaye charbonneux de quatrième passage, est injectée sous la peau d'un lapin du poids de 1600gr, à la dose de 8 gouttes. En même temps, on injecte dans les veines 8cc de culture stérilisée du bacille pyocyanique, soit 5cc par kilogramme.

Le 6 mai, à 2h30m, l'animal meurt charbonneux. Sa rate renferme des bactéridies qui paraissent grêles.

*Expérience XIII.* — Le 6 mai, à 3h, une seconde culture de quatre jours, faite avec la pulpe splénique d'un cobaye charbonneux de quatrième passage, est injectée sous la peau d'un lapin du poids de 1400gr, à la dose de 8 gouttes. Dix minutes après, on injecte dans les veines 8cc de culture stérilisée du bacille pyocyanique, soit 5cc,7 par kilogramme. Un lapin témoin reçoit la même dose de culture charbonneuse. Les deux lapins meurent charbonneux dans la nuit du 9 au 10 mai.

*Expérience XIV.* — Le 6 mai, à 3h15m, une seconde culture de quatre jours, faite avec la pulpe splénique d'un cobaye charbonneux de quatrième passage, est injectée sous la peau d'un lapin du poids de 1520gr, à la dose de 8 gouttes. En même temps, on injecte dans les veines 4cc de culture stérilisée du bacille pyocyanique, soit 2cc,6 par kilogramme. Un lapin témoin reçoit la même dose de culture charbonneuse.

Le lapin témoin meurt charbonneux dans la nuit du 9 au 10 mai.

Le lapin qui a reçu la culture stérilisée meurt charbonneux le 11 mai à 4h du soir.

*Expérience XV.* — Le 11 mai, à 4h du soir, une culture de trois jours, faite avec la pulpe splénique d'un lapin charbonneux, est injectée sous la peau d'un lapin du poids de 1600gr, à la dose de 8 gouttes. En même temps on injecte dans les veines 1cc de culture stérilisée du bacille pyocyanique, soit 0cc,62 par kilogramme.

Le lapin meurt charbonneux le 14 mai, à 9h du matin.

*Expérience XVI.* — Le 16 mai, à 5h du soir, une seconde culture de cinq jours, provenant de la pulpe splénique d'un lapin charbonneux, est injectée sous la peau d'un lapin du poids de 1720gr. En même temps, on injecte sous la peau du flanc opposé à l'inoculation 1cc de culture stérilisée du bacille pyocyanique, soit 0cc,58 par kilogramme.

Le 17 mai, à 10h du matin et à 5h du soir, on injecte de nouveau 1cc chaque fois de culture stérilisée sous la peau, toujours loin de l'inoculation charbonneuse.

Le 18 mai, à 9h30m, on injecte encore 1cc de la même culture stérilisée et de la même façon.

Le 18 mai, à 3h du soir, le lapin meurt charbonneux.

On remarquera que, dans ces expériences, je me suis servi de cultures comme Woodhead et Cartwright Wood, mais de cultures très virulentes, de cultures récentes qui n'avaient pas eu le temps de s'atténuer et qui avaient été faites avec du sang d'animaux dans le corps desquels la virulence avait dû s'exalter. C'est sans doute pour cette raison que j'ai échoué, quoique, pour le reste, j'aie conformé ma conduite à celle qui avait réussi à ces expérimentateurs.

Ces réserves ne doivent pas être considérées comme des critiques. Mes expériences démontrent, en somme, que les produits solubles du bacille pyocyanique ne sont pas sans action contre la bactéridie charbonneuse. J'admets donc que, très atténuée, cette bactéridie peut être efficacement combattue par ce moyen.

Si les produits solubles du bacille pyocyanique sont, à mon sens, un médiocre médicament à employer dans le traitement du charbon, d'autres produits bactériens paraissent avoir une plus grande efficacité. Buchner [1] (25 février 1890) inocule 21 lapins avec la bactéridie charbonneuse, puis il leur injecte immédiatement, ou même dix-huit heures après l'inoculation, près ou loin du lieu où elle a été pratiquée, la culture sur pomme de terre du bacille capsulé de Friedländer, culture qu'il a stérilisée à la température de 60° maintenue pendant une heure. 11 des lapins guérissent; chez les 10 autres la mort est retardée de un à quatre jours. 8 témoins inoculés avec la même bactéridie, mais non traités par les produits solubles du bacille capsulé, meurent. Voici qui est plus concluant encore : 5 cobayes sont inoculés avec le sang de la rate d'un cobaye charbonneux; 4 sont traités par l'injection sous-cutanée de la culture stérilisée du bacille capsulé; 1 seulement n'est pas traité et meurt en trente-six heures. Des 4 autres, 2 guérissent et 2 meurent, l'un le quatrième, l'autre le cinquième jour.

Par analogie, je ne ferai pas de difficulté pour accepter la réalité de cette assertion de Zagari, qui aurait obtenu l'immunité contre le charbon par l'injection de cultures stérilisées du vibrion cholérique.

Il semble résulter de mes expériences que l'efficacité des matières solubles pyocyaniques contre la bactéridie charbonneuse est plus manifeste quand l'injection est faite au lieu de l'inoculation, comme si elles agissaient en partie à titre de matières empêchantes.

Ainsi, l'injection des produits solubles d'un microbe pathogène, nuisible

---

(1) *Berliner klinische Wochenschrift.*

quand on inocule en même temps ce microbe, peut être utile quand c'est un autre microbe pathogène qui est inoculé.

Cette conclusion ne doit pas faire oublier que, comme je le disais précédemment en citant des expériences de Roger et de Monti, les produits solubles d'un microbe peuvent rendre accessible à un autre microbe pathogène un animal qui lui était jusque-là réfractaire.

## EXAMEN DES PROCÉDÉS PAR LESQUELS LES PRODUITS BACTÉRIENS INFLUENCENT L'INFECTION.

Bien que nous ignorions le mécanisme de cette action, nous savons à peu près comment les matières solubles, sécrétées par les microbes pathogènes, produisent l'immunité quelque temps après leur introduction dans le corps de l'animal; mais nous ne savons pas pourquoi, injectées au moment même de l'inoculation, ces matières, au lieu de l'atténuer, rendent l'infection plus intense. C'est cette dernière question dont je veux maintenant aborder l'examen. Elle a été posée par la série d'expériences dans lesquelles j'ai vu les produits solubles du bacille pyocyanique, injectés en même temps que se faisait l'inoculation du bacille lui-même, aggraver l'infection. Elle s'était déjà présentée à l'esprit à l'occasion des expériences dans lesquelles Roger a démontré que l'inoculation du *Bacillus prodigiosus*, ou l'injection de ses produits solubles, rend possible le développement du charbon symptomatique chez le lapin, qui est naturellement réfractaire à cette maladie. La même question surgit quand on voit Monti rendre leur virulence au pneumocoque et au streptocoque atténués, soit qu'il inocule en même temps le *Proteus vulgaris*, soit qu'il injecte les produits solubles de ce saprophyte ou d'autres microbes des putréfactions. Ne me sera-t-il pas permis d'ajouter que cette question était née le jour où j'avais remarqué que les putridités du tube digestif constituent une prédisposition à un grand nombre de maladies inflammatoires infectieuses, et rendent plus fréquente la terminaison de ces maladies par suppuration; quand j'avais enfin démontré expérimentalement (1) que, dans l'immense majorité des cas, on arrête net la furonculose la plus intense et la plus ancienne en pratiquant l'antisepsie intestinale? Je disais alors que les poisons produits par les putréfactions qui s'accomplissent dans le tube digestif,

---

(1) *Société clinique*, 12 janvier 1888.

créent, quand ils imprègnent l'organisme, un milieu favorable au développement du *Staphylococcus pyogenes aureus*. Mais dire que les produits solubles de tel ou tel microbe rendent l'organisme plus apte à se laisser envahir par ces mêmes microbes ou par d'autres; dire que cette imprégnation rend l'infection plus facile ou plus intense, c'est indiquer un résultat, ce n'est pas renseigner sur les procédés par lesquels ce résultat se produit.

Les produits solubles bactériens, quand on les injecte au moment même de l'inoculation d'un microbe pathogène, peuvent influencer l'infection soit par une action locale, soit par une action générale.

Je conçois que cette action locale des produits solubles puisse s'exercer, soit sur le microbe, soit sur le tissu dans lequel le microbe est déposé.

Si les produits solubles influencent l'infection en agissant localement sur le microbe, ce ne peut être, j'imagine, qu'en lui fournissant des matières utiles ou nuisibles à sa nutrition. Utiles, elles donneront une intensité plus grande à sa croissance, ou à sa multiplication, ou à ses sécrétions et en particulier à ses sécrétions vénéneuses qui constituent sa virulence. Nuisibles, elles entraveront son développement et sa pullulation, amoindriront sa virulence.

Plus grand est le nombre des microbes, plus il y a chance pour que l'infection se produise, plus elle est rapide, plus elle est intense. Mais les mêmes effets s'observent si la puissance toxique des sécrétions du microbe augmente, si sa virulence s'exalte. La pullulation plus rapide, la toxicité plus grande ont toutes deux pour conséquence l'infection plus prompte et plus grave. Telles peuvent être les conséquences de l'action locale des produits solubles sur un microbe, si parmi ces produits solubles il en est un qui soit utile à la nutrition du microbe, soit comme aliment, soit comme stimulant. Or, il n'est pas un microbe dont les produits solubles puissent être avantageux à sa nutrition. Dans toute la série des êtres vivants, dans les végétaux les plus inférieurs comme chez les animaux les plus élevés, les produits excrémentitiels sont défavorables et non utiles à la vie de l'être qui les a produits. Je ne pense pas qu'il y ait d'exception à cette loi, à laquelle on ne pourrait légitimement opposer l'avantage qu'il y a pour certains microbes à peptoniser la matière protéique ou à transformer en glycose le sucre de canne ou le sucre de lait. De telles métamorphoses ne sont pas excrémentitielles; ce n'est pas à l'intérieur de la cellule qu'elles s'effectuent, par un acte de sa nutrition; c'est en dehors d'elle, par l'action d'un ferment soluble. Mais si l'excrétion d'un microbe ne peut pas le nourrir, elle peut être utile à un microbe d'une autre espèce; c'est ainsi que le ferment alcoolique travaille pour le ferment acétique. Si pareille chose existe pour les microbes pathogènes, on y trouverait l'explication de ces cas où les produits solubles d'un microbe ont pu faciliter ou aggraver l'infection par un autre microbe. On pourrait ainsi, à la rigueur, expliquer l'observation de Roger qui voit les produits du *prodigiosus* rendre possible, chez le lapin, le développement du charbon symptomatique; on expliquerait également les faits de Monti où les produits du *Proteus vulgaris* exaltent la virulence du pneumocoque et du streptocoque.

Mais cette explication est inadmissible quand il s'agit de l'aggravation que cause à l'infection pyocyanique l'injection des produits solubles du bacille pyocyanique; c'est pourtant là un fait de même ordre que les précédents, et il semble que l'interprétation pathogénique devrait être également applicable au dernier fait et aux premiers.

D'ailleurs Roger, quand il favorise l'infection par le charbon symptomatique en pratiquant l'injection simultanée des matières solubles du *prodigiosus*, a soin de faire remarquer que, pour obtenir le même résultat, il suffit d'introduire dans les veines la matière bactérienne en quantité incomparablement plus faible que si on l'injecte au lieu même de l'inoculation.

Je vais plus loin : l'explication n'est même pas acceptable pour l'exaltation du pneumocoque et du streptocoque chez les animaux auxquels on injecte les produits solubles du *Proteus vulgaris*.

En effet, si ces liquides putrides sont capables d'exalter la virulence par action directe sur le microbe, sans participation locale ou générale de l'organisme infecté; si cette exaltation résulte uniquement de ce que le pneumocoque ou le streptocoque se développent dans une culture putride, peu importe alors que cette culture se fasse sous la peau ou dans un flacon : or l'expérience suivante démontre que le pneumocoque atténué, cultivé *in vitro*, ne récupère pas sa virulence primitive quand on ajoute les produits filtrés d'un saprophyte au milieu de culture.

*Expérience XVII.* — On prépare de la façon suivante quatre ballons de culture :

Le ballon A contient 10cc de bouillon pur;

Le ballon B contient 7cc de bouillon et 3cc de liquide extrait de viande pourrie, neutralisé par l'acide chlorhydrique;

Le ballon C contient 7cc de bouillon et 3cc de culture pyocyanique neutralisée;

Le ballon D contient 7cc de bouillon et 3cc de culture de *Bacillus prodigiosus* neutralisée.

Les quatre ballons sont stérilisés et ensemencés le 19 avril 1890 avec la même quantité de culture de pneumocoque atténué, encore capable de cultiver, incapable de produire l'infection.

Le 21 avril, on constate un développement assez abondant dans les ballons A et C, plus abondant peut-être dans le ballon B. Le ballon D est resté stérile.

On inocule trois lapins avec les cultures des ballons A, B, C.

Le 22 avril, les trois lapins se portent bien. Ils sont également bien portants le 26 avril.

Le pneumocoque semble être favorisé dans son développement par les produits solubles de certains saprophytes et entravé par les produits d'autres saprophytes; mais sa virulence ne lui est pas restituée par l'adjonction de poisons bactériens à son milieu de culture.

Ce qui exalte la virulence d'un microbe, c'est de vivre et de se multiplier dans le milieu vivant; c'est la règle pour tous les microbes pathogènes qui, atténués par l'ancienneté ou par la multiplicité des cultures, se revivifient en passant par un organisme animal. Si les produits bactériens aident à cette exaltation, c'est seulement en permettant au microbe de pénétrer dans l'économie vivante.

Si l'exaltation de la virulence par l'action locale des produits solubles d'un microbe étranger n'est pas établie, il n'est pas douteux, au contraire, que ces substances peuvent avoir pour la bactérie qui les a sécrétées et même pour d'autres bactéries une action nuisible, qu'elles peuvent entraver leur développement, leur multiplication, amoindrir leur virulence. Ce que ces matières empêchantes font *in vitro*, ne peuvent-elles pas le faire dans la portion circonscrite de tissu vivant où la bactérie pathogène a été déposée en même temps que les produits solubles, et n'en peut-il pas résulter un empêchement, un retard ou une atténuation pour l'infection?

La chose est possible, assurément; quelques-unes de mes expériences relatives au traitement du charbon par les produits pyocyaniques la rendent vraisemblable, surtout si l'on rapproche ce qui se passe chez l'animal de ce que Charrin et Guignard ont observé, dans les cultures, sur le même microbe mis en présence des mêmes produits solubles; surtout enfin si l'on tient compte de cette circonstance que les atténuations les plus manifestes de l'infection ont été obtenues quand l'injection des produits pyocyaniques a été faite au lieu même de l'inoculation et non en un point quelconque du corps. Mais cette explication ne vise que des cas exceptionnels : l'atténuation de l'infection par l'injection des produits solubles au moment de l'inoculation est l'exception; l'aggravation est la règle et c'est cette aggravation que je cherche à expliquer.

J'ai dit que les produits solubles injectés au moment même de l'inoculation pourraient influencer l'infection en agissant localement, non plus sur le microbe, mais sur le tissu où ce microbe a été déposé. On peut comprendre de diverses façons cette action locale sur les tissus, par laquelle les produits microbiens pourraient se montrer *indirectement* utiles aux agents infectieux.

Baigner le microbe dans un liquide de culture qui n'est pas totalement épuisé, lui fournir, pour les premiers instants de sa germination, une matière inerte, plus facilement attaquable que ne l'est en général la matière vivante, n'est, sans doute, pas chose indifférente; mais, à cet avantage s'en ajoute un autre d'ordre *mécanique :* c'est la dissociation des éléments du tissu par l'interposition du liquide injecté. Quelques microbes seulement seront au contact ou à proximité des parties vivantes; l'immense majorité restera à distance des vaisseaux, des cellules fixes et même, pour un certain temps, des cellules migratrices; ils échapperont ainsi soit aux oxydations, soit au phagocytisme, et pourront plus librement se multiplier et atteindre un tel nombre que les résistances naturelles de l'organisme deviendront impuissantes.

J'ai démontré l'influence que les injections de liquides sous la peau exercent sur le développement des infections ([1]) et établi qu'elles se produisent, même en dehors de toute inoculation, par une auto-infection, à l'aide de microbes puisés dans le tube digestif et apportés par la circulation. Mais pour qu'un tel résultat se produise, il faut que la quantité injectée en un seul point dépasse $40^{cc}$; or, dans nos expériences, je n'ai pas injecté d'un seul coup plus de $25^{cc}$, et, dans ses expériences, Monti injectait dix, vingt et même cinquante fois moins de liquide. Il est donc vraisemblable que la dissociation des tissus par les liquides n'est pas suffisante pour expliquer l'infection dans les conditions où ont été faites mes expériences et surtout celles de Monti. Enfin, cette cause d'aggravation ne saurait être invoquée quand l'injection des matières solubles est faite loin du point d'inoculation. Cette explication reste donc purement théorique, acceptable pour quelques faits particuliers, exceptionnels, inadmissible pour la grande masse des expériences.

L'injection des produits solubles pourrait également être favorable au microbe, en rendant la substance des tissus plus attaquable soit par une action *physique,* imbibition, hydratation, soit par une action *chimique* de

---

([1]) *Société de Biologie,* 20 décembre 1884.

l'ordre de celles qu'accomplissent les diastases, dissolution, peptonisation, ou par une altération plus vulgaire, comme celle que Nocard et Roux attribuent à l'acide lactique, aux sels de soude et de potasse. Mais la même exaltation de la virulence s'observe quand l'injection est faite loin ou près du lieu de l'inoculation.

Dans l'hypothèse d'une action des produits bactériens sur les tissus, je ne vois plus qu'une supposition à discuter : c'est que ces poisons produisent une modification *dynamique* soit dans les vaisseaux, soit dans les cellules, et entravent la défense en modérant ou en supprimant le phagocytisme. C'est une question que je réserve, parce qu'elle se posera de nouveau dans un instant, et que j'aurai alors l'occasion de l'étudier expérimentalement.

On peut concevoir, ai-je dit, que les produits solubles injectés au moment de l'inoculation influencent l'infection par une action générale.

Empoisonner un animal auquel on inocule au même instant une maladie infectieuse, ce doit être une condition d'aggravation. Platania, chez les animaux naturellement réfractaires (chien, grenouille), voit se développer le charbon quand, en même temps, il intoxique l'animal par du curare, de l'alcool ou du chloral. Si le poison bactérien que l'on injecte est le même que celui qui va être versé dans le sang par le microbe inoculé, on aggrave l'intoxication en augmentant la dose du poison. Si les matières solubles ont été fabriquées par un microbe d'une autre espèce que celui qu'on inocule, ce seront deux intoxications surajoutées, ce qui peut également être fâcheux. Mais, dans ce dernier cas, il se pourrait que les deux poisons fussent antagonistes et que leur effet, loin de s'additionner, pût se neutraliser. Ce qui est certain, c'est que, conformément à ces prévisions, l'injection des produits solubles d'un microbe aggrave toujours l'infection produite par ce microbe, tandis que tantôt elle aggrave, tantôt elle atténue l'infection produite par un autre microbe. Encore, pour que cette explication fût valable, faudrait-il que des quantités notables de poison bactérien fussent injectées, comme c'est le cas dans plusieurs de mes expériences. Mais dans la majorité de mes expériences, et dans toutes celles de Monti, la quantité des produits solubles injectés était trop faible pour produire une intoxication appréciable; ce n'est donc pas en empoisonnant l'animal qu'elles ont rendu l'infection plus intense. La preuve que cette interprétation ne doit pas être acceptée pour la généralité des cas, c'est que, dans les expériences de Roger, il n'y a pas un empoisonnement par les produits du *prodigiosus* qui vient aggraver l'infection par le bacille du charbon symptomatique. Chez le lapin l'infection serait nulle, l'animal possédant l'immunité naturelle. L'intoxication par les poisons bactériens ne complique donc pas cette infection, elle la rend possible. Je pourrais encore invoquer les faits de Flügge et de Vissokovitch, qui ont vu, eux aussi, qu'un microbe non pathogène pour un animal peut cependant l'envahir si cet animal a reçu les ptomaïnes d'un autre microbe. Ainsi, malgré ce que l'idée avait de séduisant, je crois pouvoir conclure que, quand l'injection des produits solubles d'un microbe rend plus intense l'infection par ce microbe ou par un autre, ce n'est pas parce que l'économie succombe sous l'influence de deux maladies, alors qu'elle aurait mieux résisté à une seule. L'animal infecté succombe, non parce qu'il subit une intoxication par surcroît, mais parce que cette intoxication permet à l'infection de devenir plus intense. Ainsi, par des éliminations successives, nous sommes conduits à cette conception que les produits solubles influencent l'infection en touchant aux procédés par lesquels l'organisme se défend naturellement contre les microbes.

Il est un de ces procédés que l'on a affirmé plutôt que démontré et qui, troublé par l'action des poisons bactériens, semblerait *a priori* capable non plus d'aggraver, mais d'atténuer l'infection.

On sait que certains microbes pathogènes, le charbon par exemple, sont tués par des chaleurs qui ne sont pas excessives et qu'ils sont atténués par des températures que peut supporter l'économie animale. On en devait déduire que l'hyperthermie pourrait être un moyen de curation de l'infection charbonneuse. C'était une application à un cas précis de cette idée un peu vague de l'ancienne médecine que la fièvre est un travail salutaire. Or Charrin et A. Ruffer ont montré que les produits solubles de certaines bactéries, du bacille pyocyanique en particulier, provoquent un accès de fièvre à type cyclique, avec élévation thermique de plus de 2°, et Roussy a établi, peu de temps après, que cette fièvre était due à la diastase sécrétée par le microbe.

Ce sont des considérations de cet ordre qui m'avaient conduit à tenter la cure du charbon par l'inoculation du bacille pyocyanique. Malgré les succès obtenus par la double inoculation, malgré les avantages qui semblent résulter de l'injection des cultures pyocyaniques stérilisées chez les animaux inoculés avec le charbon, je ne crois pas que l'hyperthermie provoquée par les poisons bactériens soit la cause qui arrête ou affaiblit la maladie charbonneuse. J'ai vu en effet le charbon, à lui seul, provoquer une fièvre de 44° et, malgré cette hyperthermie excessive, la maladie charbonneuse n'a été ni entravée, ni atténuée, l'animal est mort avec des bactéries très virulentes. Je n'ai jamais vu la maladie pyocyanique produire de telles élévations thermiques, et cependant elle guérit le charbon, chez le lapin, dans près de la moitié des cas. Ce n'est donc pas par un procédé *physique*, ce n'est pas en créant dans le milieu intérieur une température favorable ou défavorable aux microbes que les produits solubles influencent l'infection. Est-ce par un procédé *chimique?* Est-ce par un procédé *dynamique?* Est-ce en supprimant l'un ou l'autre des deux grands moyens de défense auxquels se bornent actuellement nos connaissances touchant l'immunité naturelle ou acquise : l'état bactéricide des humeurs et le phagocytisme?

### ACTION DES PRODUITS BACTÉRIENS SUR L'ÉTAT MICROBICIDE DES HUMEURS.

Après vaccination du lapin par inoculation du bacille pyocyanique ou par injection des produits solubles de ce bacille, le lapin est vacciné. L'immunité est acquise dès le quatrième jour. De plus, le sang, dont le sérum était bon milieu de culture pour ce micro-organisme, est devenu mauvais milieu (Charrin et Roger), la végétation se fait plus tardive et moins abondante, la pyocyanine y apparaît plus tard et en moindre quantité ; enfin le microbe qui a vécu dans ce sérum de l'animal vacciné est atténué : transporté dans un milieu de culture ordinaire, il se développe plus tard et moins abondamment, et fabrique plus difficilement la pyocyanine que le microbe qui a vécu dans le sérum de l'animal non vacciné. Cet état bactéricide du sérum se produit rapidement, il existe déjà au cours de la maladie qui doit produire la vaccination. Existe-t-il dès les vingt-quatre premières heures? S'il existe, il faudra bien admettre que, dans l'expérience où, injectant les produits pyocyaniques et inoculant en même temps le bacille pyocyanique, je produis une infection plus rapide et plus grave, l'état bactéricide a été contre-balancé et au delà par une autre condition plus puissante.

D'autre part, si cet état bactéricide des humeurs existe d'une façon très hâtive, peut-être pourrait-on l'invoquer pour expliquer la difficulté qu'éprouve la bactéridie charbonneuse à se développer chez les lapins auxquels on inocule en même temps le bacille pyocyanique et même chez ceux auxquels on injecte la culture stérilisée de ce bacille : la modification chimique des humeurs, provoquée par la maladie pyocyanique ou par l'intoxication pyocyanique, créerait une immunité à la fois contre le bacille pyocyanique et contre la bactéridie charbonneuse. Je suis, dès à présent, autorisé à dire que cette hypothèse est inadmissible. Je me suis convaincu, en effet, par un grand nombre d'expériences que les lapins vaccinés contre le bacille pyocyanique ne possèdent pas la moindre immunité contre le charbon. Ce qui entrave ou empêche la maladie charbonneuse, c'est la maladie pyocyanique actuelle, ce n'est pas l'existence antérieure de cette maladie ni l'état bactéricide du sang qui en est résulté.

L'expérience suivante va nous renseigner sur l'époque d'apparition de l'état bactéricide du sang à la suite de l'imprégnation par les produits bactériens.

*Expérience XVIII.* — Une culture virulente de bacille pyocyanique est stérilisée filtrée et conservée dans la glacière. De cette culture, on injecte :

| | | | cc | | | | gr |
|---|---|---|---|---|---|---|---|
| Le 27 mars 1890 | à | $9^h$ m., | 18,5 | au lapin | A | qui pèse | 1850 |
| 28 | » | $9^h$ m., | 17,6 | » | B | » | 1760 |
| 29 | » | $9^h$ m., | 16,0 | » | C | » | 1600 |
| 29 | » | $9^h$ s. | 17,5 | » | D | » | 1750 |
| 30 | » | $9^h$ m., | 18,2 | » | E | » | 1820 |
| 30 | » | $5^h$ s., | 17,0 | » | F | » | 1700 |
| 31 | » | $1^h$ m., | 21,0 | » | G | » | 2100 |
| 31 | » | $9^h$ m., | 17,8 | » | H | » | 1780 |

Ces huit lapins, plus un lapin témoin, sont sacrifiés par hémorrhagie simultanément (dans l'espace de trois quarts d'heure) immédiatement après l'injection faite au lapin H. Ce lapin, qui est sacrifié le premier, est tué à $9^h5^m$. Le lapin A est sacrifié à $9^h45^m$. Le lapin témoin est tué à $9^h50^m$. Chacun des huit premiers lapins a reçu $10^{cc}$ de culture par kilogramme. Le sang de chacun d'eux a été recueilli respectivement :

| | | heures | |
|---|---|---|---|
| Pour le lapin | H................ | 0 | après l'injection. |
| » | G................ | 8 | » |
| » | F................ | 16 | » |
| » | E................ | 24 | » |
| » | D................ | 36 | » |
| » | C................ | 48 | » |
| » | B................ | 72 | » |
| » | A................ | 96 | ». |

Le sang de chacun de ces huit animaux et le sang du lapin témoin sont placés dans la glacière. Le lendemain 1er avril, le sang des lapins D et F n'a pas donné de sérum, on attend jusqu'au lendemain. Le 2 avril, ces deux sangs n'ayant pas encore fourni de sérum, on les néglige et l'on décante le sérum du sang des lapins A, B, C, E, G, H, et celui du sang fourni par le lapin témoin auquel il n'a pas été injecté de culture. On prépare avec chaque sérum deux tubes contenant chacun $3^{cc}$ de sérum. Chaque tube d'une première série est ensemencé avec une goutte d'une culture pyocyanique vivante préalablement diluée à 1 pour 100. Une autre dilution de la même culture à 1 pour 1000 ayant été préparée au même instant, on sème une goutte de cette dilution dans chacun des tubes de la seconde série.

Le 3 avril, le développement est douteux dans tous les tubes des deux séries.

Le 4 avril, développement très net dans les deux tubes de sérum normal et dans les deux tubes de sérum du lapin H; il semble même qu'il y ait plus de flocons dans le sérum H que dans le sérum normal. Les sérums B, C, E, G ont cultivé plus facilement; dans le sérum A, le développement est encore plus léger.

Le 5 avril, on constate dans les tubes des deux séries les caractères suivants :

| | Série I (semence à $\frac{1}{100}$). | | Série II (semence à $\frac{1}{1000}$). | |
|---|---|---|---|---|
| Sérum du témoin. | Pas de couleur. | Flocons abondants. | Vert sale. | Flocons abondants. |
| » de H..... | » | » | » | » |
| » G..... | » | » | » | » |
| » E..... | Vert sale. | » | » | » |
| » C..... | » | » | Pas de couleur. | Flocons assez abondants. |
| » B..... | Pas de couleur. | » | » | » |
| » A..... | Vert. | Flocons peu abondants. | » | Flocons peu abondants. |

Au microscope, les différences sont assez marquées, surtout pour les tubes de la seconde série. Le développement est abondant, sans différence sensible, dans les tubes E, G, H et dans le sérum normal. Dans le tube C, les bacilles sont moins nombreux; ils sont rares dans les tubes A et B, sans différence sensible entre ces deux tubes.

On ensemence sept ballons de bouillon avec une goutte de chacun des tubes de la seconde série.

Le 6 avril, les tubes présentent encore les mêmes différences que hier, mais moins sensibles. Dans les ballons de bouillon, le développement est déjà très marqué chez G, puis chez H, puis chez le témoin. E vient en quatrième ligne, puis C, A et B sont semblables, mais très peu développés.

Le 7 avril, les tubes des deux séries présentent les caractères suivants :

| | Série I (semence à $\frac{1}{100}$). | | Série II (semence à $\frac{1}{1000}$). | |
|---|---|---|---|---|
| Sérum du témoin. | Vert. | Flocons abondants. | Vert bleu. | Flocons abondants. |
| Sérum de H...... | Brun. | Flocons un peu moins ab. | Vert sale. | Flocons moins abondants. |
| » G...... | Vert. | » | Vert bleu. | » |
| » E...... | Verdâtre. | » | » | » |
| » C...... | Vert sale. | » | Brun sale. | » |
| » B...... | Brun. | Flocons beauc. moins ab. | » | Flocons encore moins ab. |
| » A...... | Vert bleu. | » | Brun verdâtre. | » |

Tous les ballons de bouillon sont semblables, également développés, sauf A et B, qui sont très sensiblement en retard.

Ces expériences démontrent que l'état bactéricide du sérum succède à l'injection des produits bactériens dans le sang; qu'il est nul immédiatement après l'injection, alors que les produits bactériens sont au maximum dans le sang; qu'il est extrêmement faible pendant les vingt-quatre heures qui suivent l'injection; qu'il est nettement accusé au bout de quarante-huit heures; qu'il est plus évident au bout de soixante-douze heures et de quatre-vingt-seize heures; qu'il précède par conséquent de deux jours au moins l'immunité acquise, puisque cette immunité n'est évidente que quatre jours après l'injection des matières vaccinantes.

Cet état bactéricide étant de plus en plus accusé à mesure qu'on s'éloigne du moment de l'injection, et les produits bactériens qui s'éliminent graduellement par les urines étant de moins en moins abondants dans le sang à mesure que l'état bactéricide augmente, on ne saurait attribuer cet état bactéricide à l'action empêchante des produits bactériens.

Nous verrons tout à l'heure que, si l'on inocule sous la peau le bacille pyocyanique à deux lapins vaccinés, et si l'on injecte en même temps à l'un d'eux une certaine quantité de culture pyocyanique stérilisée, cet animal peut mourir infecté, tandis que l'autre reste indemne : l'intoxication par le poison bactérien supprimerait, au moment même, l'immunité conférée antérieurement par la même substance.

Faut-il supposer que, dans ce cas, l'état bactéricide du sang, qui s'est établi d'une façon durable à la suite de la vaccination, a été supprimé ou suspendu par la nouvelle intoxication?

*Expérience XIX.* — Le 25 mars 1890, à un lapin pesant 2320gr, vacciné depuis un mois par des inoculations successives du bacille pyocyanique, on injecte dans les veines, à 4h 30m, 32cc de culture pyocyanique filtrée et stérilisée, soit par kilogramme 13cc,7.

Le lendemain l'animal est trouvé mort.

Il était donc nécessaire de recommencer l'expérience en injectant une dose moindre de produits solubles.

*Expérience XIX bis.* — Le 26 mars, à 4h soir, un lapin A pesant 2350gr, vacciné depuis un mois comme celui de l'expérience précédente, reçoit par injection dans les veines 20cc de la culture pyocyanique filtrée et stérilisée, soit par kilogramme 8cc,5.

Le 27 mars, l'animal est malade.

On le saigne à 3h et l'on saigne en même temps un autre lapin vacciné B et un lapin sain C. On met les trois sangs dans la glacière, et le lendemain 28 mars, le sérum des lapins B et C est abondant. On obtient seulement 6cc de sérum du lapin A.

Avec le sérum de chacun des trois lapins on prépare deux tubes contenant chacun 3cc, et chaque tube est ensemencé avec la culture pyocyanique; mais les doses diffèrent pour les deux séries de tubes. Chaque tube de la première série reçoit une goutte d'une dilution de la culture pyocyanique à $\frac{1}{100}$; chaque tube de la seconde série reçoit une goutte de la culture diluée à $\frac{1}{1000}$.

Le 29 mars, tous les tubes paraissent également troubles.

Le 3o mars, l'aspect est le suivant :

| | Tubes ensemencés avec la dilution | | |
|---|---|---|---|
| | à $\frac{1}{100}$. | | à $\frac{1}{1000}$. |
| Lapin C....... | Vert. | Flocons abondants. | Vert douteux. |
| » B....... | Vert léger. | Flocons peu abondants. | Pas de vert. |
| » A....... | Pas de vert. | Quelques grumeaux. | » |

L'examen du sérum de ces tubes au microscope montre des différences très marquées dans la richesse en bacilles pour la seconde série.

Dans le sérum du lapin C, les bacilles sont innombrables.

Dans celui du lapin B, on voit quelques bacilles rares et en chaînettes.

Dans celui du lapin A, on trouve à peine quelques bacilles dans chaque préparation.

Le 31 mars, les différences sont beaucoup plus accentuées.

Les deux tubes contenant le sérum du lapin non vacciné C sont d'un vert magnifique avec de nombreux flocons.

Ceux qui contiennent le sérum du lapin vacciné B sont d'un vert léger pour la première série (dilution à $\frac{1}{100}$), jaune avec grumeaux pour la seconde série (dilution à $\frac{1}{1000}$).

Quant aux tubes contenant le sérum du lapin A vacciné, puis injecté avec les produits solubles, ils ne présentent aucune coloration.

L'intoxication produite actuellement par une nouvelle injection de produits bactériens chez un animal vacciné antérieurement par une première injection de ces produits ne suspend donc pas l'état bactéricide des humeurs, elle le renforce plutôt.

Quand on augmente l'intensité de l'infection produite par un microbe en injectant les produits solubles de ce microbe ou d'un autre, cette intensité plus grande de l'infection ne dépend :

Ni d'une action directe des poisons bactériens sur le microbe, d'où résulterait l'exaltation de sa virulence;

Ni d'une action mécanique, physique ou chimique sur le tissu dans lequel le microbe infectant a été déposé;

Ni de l'aggravation que l'addition d'un empoisonnement surajouté apporte à l'état de l'individu infecté;

Ni de la suppression de cet état chimique particulier que présentent les humeurs dans l'immunité acquise et quelquefois dans l'immunité naturelle, état qui rend le sang défavorable à la végétation de l'agent infectieux.

Il ne reste plus qu'une hypothèse, et celle-là aussi nous allons la juger expérimentalement.

ACTION DES PRODUITS BACTÉRIENS SUR LE PHAGOCYTISME.

Ceux qui admettent, et je suis du nombre, quoique le nombre soit petit, que le phagocytisme est une réalité et qu'il est *une* des conditions de l'immunité; ceux qui croient que, pour une même espèce, la virulence plus ou moins grande est en rapport avec l'intensité plus ou moins grande des sécrétions toxiques du microbe; ceux qui ont reconnu, enfin, que les microbes très virulents ne provoquent pas la diapédèse et échappent au phagocytisme, tandis que les individus atténués de la même espèce microbienne sont attaqués et dévorés par les leucocytes, ceux-là ont dû imaginer cette théorie qui a été maintes fois formulée : « Les microbes, comme les poussières, introduits dans les tissus provoquent la sortie des leucocytes qui les englobent et les font disparaître soit en les emportant suivant le cours de la lymphe, soit en les détruisant sur place par une sorte de digestion intracellulaire. Mais il est des microbes qui sécrètent des substances toxiques stupéfiantes, soit pour les vaisseaux, soit pour les leucocytes; ces microbes vénéneux sont, par cette toxicité, soustraits au phagocytisme, ils peuvent librement se multiplier et se disséminer dans l'organisme; ils deviennent infectants, parce que leur toxicité spéciale empêche les leucocytes de remplir leur rôle accoutumé de destruction. Au contraire, les races de la même espèce dont les sécrétions toxiques sont moins actives, n'exerçant pas la même action stupéfiante sur les leucocytes, sont dévorées par eux et ne peuvent, par conséquent, pas envahir l'organisme. »

Si cette explication est vraie, n'y trouverait-on pas l'explication de ces faits mis en évidence par mes expériences comme par celles de Flügge, de Vissokovitch, de Grawitz et de Bary, de Roger, de Monti, où l'on voit les poisons sécrétés par une bactérie favoriser l'infection par cette bactérie ou par d'autres, la rendre plus rapide et plus grave, la rendre possible chez des animaux réfractaires, les poisons injectés concourant avec les poisons sécrétés par les microbes inoculés à accomplir la paralysie des phagocytes et à supprimer ainsi l'un des obstacles à l'infection? Pour juger cette interprétation, nous n'avons plus qu'à rechercher expérimentalement si les poisons bactériens injectés rendent le phagocytisme moins intense.

*Expérience XX.* — On inocule une culture de charbon virulent à un cobaye; avec le sang de ce cobaye, on en inocule un deuxième, et successivement jusqu'à un quatrième. Le sang charbonneux de ce quatrième cobaye est semé dans du bouillon qui est placé dans l'étuve.

Au troisième jour, la culture est stérilisée à 106°. C'est donc une culture récente, non épuisée, obtenue à l'aide d'un virus exalté.

D'autre part, le 4 avril 1890, on place dans le tissu cellulaire sous-cutané de quatre lapins des cellules de Hesse, contenant le premier vaccin Pasteur.

Le premier lapin A reçoit seulement la cellule.

Le second B reçoit en outre dans les veines 10$^{cc}$ de la culture charbonneuse stérilisée.

Le troisième C reçoit 10$^{cc}$ de cette culture stérilisée dans le tissu cellulaire autour de la cellule de Hesse.

Le quatrième D reçoit 10$^{cc}$ de la culture dans le tissu cellulaire de l'autre côté du corps.

Les cellules sont laissées trois heures et demie en place, puis retirées et examinées au microscope.

Dans la cellule du lapin A, on constate la présence d'une quantité énorme de leucocytes.

Dans celle du lapin B, il y a seulement quelques rares leucocytes en traînées dans le centre; ils sont plus nombreux à la périphérie de la lamelle.

Dans la cellule du lapin C, les leucocytes sont assez nombreux, mais moins que dans celle du lapin A.

Dans la cellule du lapin D, les leucocytes sont assez abondants; mais ils ne sont pas dispersés dans la préparation, ils forment de larges bandes épaisses. On ne voit de bacilles ni dans les leucocytes, ni hors d'eux.

Dans l'expérience suivante les cellules ont été retirées plus tôt.

*Expérience XXI.* — Le 4 avril 1890, on prend une culture virulente de charbon, stérilisée par le séjour dans l'autoclave à 110°, et une culture vivante de charbon atténué.

Dans le tissu cellulaire sous-cutané d'un lapin A, on place une cellule de Hesse contenant la culture de charbon atténué, puis on injecte autour d'elle 10$^{cc}$ de la culture stérilisée contenant les produits solubles du charbon virulent.

Un second lapin B reçoit seulement une cellule contenant le charbon atténué.

Un lapin C, outre la cellule contenant le charbon atténué, reçoit dans les veines 10$^{cc}$ de produits solubles.

Un lapin D reçoit aussi une cellule contenant le charbon atténué; puis on lui injecte sous la peau du flanc du côté opposé 10$^{cc}$ de produits solubles. On retire les cellules au bout de trois heures pour les examiner au microscope.

Celle du lapin B contient des leucocytes assez nombreux, mais la phagocytose n'est pas très nette. On voit quelques bacilles libres.

Celle du lapin A contient des leucocytes au moins aussi abondants, sinon plus, que celle du lapin B.

Dans la cellule du lapin D, il y a peu de leucocytes. Les bacilles libres sont assez nombreux. Chez les trois lapins B, A et D, la phagocytose est peu nette.

Dans la cellule du lapin C, on ne voit que deux ou trois leucocytes, mais il y a de très nombreux bacilles libres.

*Expérience XXII.* — 2 avril. On délaye dans du bouillon de la culture sur agar de charbon atténué, ne tuant plus le cobaye, et l'on en place dans quatre cellules de Hesse, qui sont insérées sous la peau de quatre lapins A, B, C, D.

Le lapin A reçoit ensuite dans les veines 10$^{cc}$ de culture du bacille pyocyanique stérilisée.

Le lapin B reçoit 10$^{cc}$ de cette même culture dans le tissu cellulaire autour de la cellule.

Le lapin C reçoit aussi 10$^{cc}$ de cette culture, mais sous le flanc du côté opposé.

Le quatrième lapin D n'a que la cellule contenant la dilution de charbon atténué et ne reçoit pas de culture pyocyanique.

Les cellules sont retirées au bout de quatre heures, et voici ce qu'on constate :

La cellule du lapin A contient de nombreux bacilles libres et quelques rares leucocytes.

Dans les cellules des lapins B et C, les leucocytes sont assez nombreux, plus nombreux chez C que chez B. On n'y voit pas de bacilles libres.

Dans la cellule du lapin D, il y a une énorme quantité de leucocytes, mais on ne voit pas de bacilles libres.

Dans aucune des cellules on ne voit de phagocytose.

*Expérience XXIII.* — 19 avril. Avec une culture de sang de cobaye charbonneux dans du bouillon, âgée de quarante-huit heures, on prépare quatre cellules de Hesse, qui sont insérées sous la peau du flanc de quatre chiens A, B, C, D.

Le chien A ne reçoit que la cellule.

Le chien B, outre la cellule, reçoit aussitôt par injection dans les veines 15$^{cc}$ d'une culture du bacille pyocyanique, filtrée et stérilisée, ne contenant plus que les produits solubles.

Le chien C reçoit, outre la cellule, 15$^{cc}$ de la même culture pyocyanique stérilisée, sous la peau du flanc du côté opposé.

Au chien D on injecte, dans le tissu cellulaire autour de la cellule, 15$^{cc}$ de la culture pyocyanique stérilisée.

Les cellules sont retirées après un séjour de trois heures et quart, et l'on fait des préparations permanentes qui montrent les particularités suivantes :

La cellule du chien A contient des leucocytes dispersés dans toute son étendue; ces leucocytes sont remplis de bacilles. Il existe, en outre, un certain nombre de bacilles libres.

Dans la cellule du chien B, les leucocytes sont peu nombreux, infiniment moins nombreux que dans la cellule du chien A; mais, si la diapédèse s'est faite moins activement chez le premier, la phagocytose s'observe aussi; elle est pourtant moins active chez lui; car on voit moins de bacilles dans ses leucocytes que dans ceux du chien A.

L'examen des cellules des chiens C et D montre que chez eux la diapédèse a été active; mais les leucocytes sont surtout agglomérés en amas, tandis que, dans la cellule du chien A, ils sont dispersés; on voit plus de leucocytes chez le chien D que chez C. Quant à la phagocytose, elle est visible dans un certain nombre de leucocytes, mais d'autres leucocytes ne contiennent pas de bacilles, et ceux qui en renferment sont, en général, moins remplis que ceux du chien A.

En résumé, chez le chien A, les leucocytes sont très nombreux et dispersés; la phagocytose est très active. Chez B, les leucocytes, très abondants, sont agglomérés en amas, et la phagocytose ne s'opère que dans quelques leucocytes. Il en est de même pour le chien C. Chez le chien D, les leucocytes sont peu nombreux; mais la plupart d'entre eux contiennent des bacilles.

*Expérience XXIV.* — 22 avril. On prend quatre lapins n'ayant encore servi à aucune expérience.

Sous la peau de chacun d'eux on insère une cellule de Hesse contenant de la culture du *Bacillus subtilis.*

L'un d'eux, A, reçoit seulement la cellule.

Un second, B, reçoit, en outre, par injection dans les veines, 10$^{cc}$ de culture du bacille pyocyanique, filtrée et stérilisée, c'est-à-dire ne contenant plus que les produits solubles.

Un troisième, C, reçoit la même quantité de produits solubles pyocyaniques par injection dans le tissu cellulaire, autour de la cellule de Hesse contenant la culture du *Bacillus subtilis.*

Au quatrième lapin, D, l'injection de la même quantité de produits solubles pyocyaniques est faite sous la peau du flanc, du côté opposé à celui où a été placée la cellule contenant le *Bacillus subtilis.*

Les quatre cellules, retirées au bout de trois heures et quart, sont examinées au microscope.

Dans la cellule du lapin A, les leucocytes sont très nombreux. On voit un assez grand nombre de bacilles libres; quelques leucocytes contiennent des bacilles, mais la phagocytose n'est pas très nette.

Dans la cellule du lapin B, on ne trouve que *deux* leucocytes, dont un contient plusieurs bacilles; mais les bacilles libres sont très nombreux.

Dans les cellules des lapins C et D, les leucocytes sont peu nombreux, moins nombreux chez C que chez D. On voit des bacilles libres en assez grand nombre. La phagocytose est peu nette.

*Expérience XXV.* — 8 janvier 1890. On prend trois lapins A, B, C, vaccinés antérieurement par inoculations de cultures de bacille pyocyanique. Sous la peau de chacun d'eux, on insère, à 10$^{h}$15$^{m}$, une cellule de Hesse et 2$^{cc}$,5 de culture pyocyanique.

Aussitôt après, on injecte, autour de la cellule du lapin B, 2$^{cc}$ de culture du bacille pyocyanique stérilisée, ne contenant plus que les produits solubles.

Autour de la cellule du lapin C, on injecte 2$^{cc}$ d'un mélange d'eau et de bouillon à parties égales.

Le lapin A n'a reçu que la cellule.

A 4$^{h}$30$^{m}$, on examine au microscope les cellules qui sont restées six heures et quart sous la peau.

La cellule du lapin A contient de nombreux leucocytes ; ils sont granuleux, quelques-uns contiennent des bacilles. Les bacilles sont extrêmement clairsemés.

Dans la cellule du lapin B, les leucocytes sont très peu nombreux ; on voit un assez grand nombre de bacilles libres, dont quelques-uns sont longs ; on ne trouve pas de bacilles dans l'intérieur des leucocytes.

La cellule du lapin C contient d'assez nombreux leucocytes ; on y voit plus de bacilles libres que chez A et moins que chez B ; quelques leucocytes contiennent des bacilles.

*Expérience XXVI.* — 27 mars 1890. Sous la peau du flanc gauche de quatre lapins vaccinés depuis un mois par inoculation de culture du bacille pyocyanique, on insère une cellule de Hesse contenant de la culture vivante du bacille pyocyanique, culture qui date du 24 mars. Mais les cellules ne sont pas mises en place toutes en même temps.

Au lapin A on introduit la cellule à $9^h 35^m$.

Le lapin B reçoit la cellule à $9^h 45^m$ et, en même temps, on lui injecte dans les veines $10^{cc}$ d'une vieille culture pyocyanique filtrée et stérilisée à 115°.

Au lapin C, on insère la cellule à $9^h 55^m$ et, aussitôt, on injecte autour d'elle $10^{cc}$ de la même culture pyocyanique stérilisée.

Le lapin D reçoit une cellule à $10^h 5^m$ et, en même temps, on lui injecte $10^{cc}$ de la même culture stérilisée, sous la peau du flanc du côté opposé.

On retire chacune des cellules après l'avoir laissée exactement trois heures et quart sous la peau, c'est-à-dire celle du lapin A à $1^h 5^m$, celle de B à $1^h 15^m$, celle de C à $1^h 25^m$, celle de D à $1^h 35^m$.

En les examinant à l'œil nu, on constate déjà que chacune d'elles offre un aspect différent.

Dans celle du lapin A, on voit un abondant exsudat rougeâtre, pseudo-membraneux ; celle de D contient un exsudat semblable, mais moins marqué ; celles de C et surtout de B renferment un liquide très clair.

On pratique l'examen microscopique (obj. $\frac{1}{12}$ et oc. 3 Leitz) après coloration par le bleu de méthylène (solution de Löffler), lavage à l'eau et montage dans le baume.

La cellule du lapin A contient une quantité considérable de leucocytes, la plupart remplis de bacilles ; entre les leucocytes se voient un assez grand nombre de bacilles libres.

La cellule du lapin B renferme des hématies en assez grand nombre et des bacilles libres, mais on ne trouve, dans toute la préparation, qu'un ou deux leucocytes qui ne contiennent pas de bacilles.

Chez le lapin C, les leucocytes sont peu nombreux, il n'y a pas de phagocytose bien appréciable.

Dans la cellule du lapin D, les leucocytes sont nombreux, beaucoup d'entre eux contiennent des bacilles ; pourtant la phagocytose est moins active que chez le lapin A.

En résumé, chez le lapin A, on remarque une phagocytose active ; chez le lapin B, une diapédèse abondante avec phagocytose modérée ; chez C, une diapédèse faible ; chez D, absence de diapédèse.

*Expérience XXVII.* — 2 mai 1890. Sous la peau d'un lapin A, on introduit une cellule de Hesse, contenant 10 gouttes d'une culture de *Staphylococcus aureus* et en même temps, à $10^h$, on lui injecte dans les veines $10^{cc}$ d'une culture du même microbe filtrée et stérilisée, ne contenant plus que les produits solubles.

Un lapin B reçoit aussi à $10^h$ une cellule de Hesse contenant 10 gouttes de la même culture d'*aureus*.

A $4^h$ du soir, c'est-à-dire après avoir été laissées six heures en place, les cellules sont retirées et examinées au microscope.

La cellule du lapin A contient de rares leucocytes et beaucoup de microbes ; la plupart de ces microbes sont libres, on n'en voit qu'un très petit nombre dans les leucocytes.

Dans la cellule du lapin B, les leucocytes sont plus nombreux, il y a peu de microbes libres ; on ne voit pas beaucoup plus de microbes emprisonnés dans les leucocytes chez B que chez A.

Le 3 mai, on note que la plaie du lapin A présente des phénomènes inflammatoires plus marqués (rougeur, empâtement plus considérables) que celle de B.

*Expérience XXVIII.* — 21 avril. On prend cinq lapins A, B, C, D, E vaccinés par inoculation de culture du bacille pyocyanique, et à chacun d'eux on place sous la peau une cellule de Hesse.

Le lapin A reçoit une cellule qui contient de la culture du bacille pyocyanique.

Le lapin B, une cellule contenant de la culture de choléra des poules.

La cellule du lapin C contient un mélange des deux cultures précédentes.

Dans la cellule du lapin D on a mis de la culture du bacille pyocyanique et de la culture de choléra des poules stérilisée par la chaleur à 110°.

Enfin, le lapin E reçoit une cellule contenant de la culture du bacille pyocyanique, et en même temps on lui injecte dans les veines $10^{cc}$ d'une culture du choléra des poules, stérilisée par la chaleur à 110°. Au bout de trois heures quinze minutes, les cellules sont retirées et voici ce que montre l'examen microscopique :

Dans les cellules des lapins A et D, la phagocytose est très nette. Elle est plus marquée même chez D, ainsi que la diapédèse; il est vrai que les leucocytes sont, chez A, moins nombreux que d'habitude.

Dans la cellule du lapin B, on ne voit pas un leucocyte.

Dans celle du lapin C, les leucocytes sont peu nombreux; ils contiennent quelques granulations, mais il est difficile de dire s'il y a ou non de la phagocytose.

Dans la cellule du lapin E existent de nombreux bacilles libres, mais on ne voit que deux ou trois leucocytes et ces leucocytes, contiennent des bacilles.

*Expérience XXIX.* — 11 avril 1890. On prend trois lapins A, B, C, vaccinés par inoculation de culture du bacille pyocyanique. Sous la peau de chacun d'eux, on met une cellule contenant de la culture de ce bacille.

Le lapin A ne reçoit que la cellule et sert de témoin.

Le lapin B reçoit, après que la cellule a été mise en place, $10^{cc}$ de bouillon par injection dans les veines.

Le lapin C reçoit, la cellule une fois introduite, une injection intra-veineuse de $10^{cc}$ d'eau distillée.

On laisse les cellules à demeure pendant trois heures quinze minutes. Quand on les examine au microscope, on constate que, chez le lapin A, les leucocytes sont nombreux et que la plupart d'entre eux contiennent des microbes; chez le lapin B, la diapédèse des leucocytes et leur travail phagocytique sont moins accusés que chez A, mais avec une différence légère.

Enfin, chez le lapin C, les leucocytes sont bien moins nombreux que chez A et B, mais ils sont bien plus nombreux que chez les lapins auxquels on injecte des matières solubles bactériennes.

*Expérience XXX.* — 30 avril 1890. On prend trois lapins vaccinés contre la maladie pyocyanique A, B, C.

Le 30 avril, le lapin A reçoit, par injection dans les veines, 0gr,01 de sublimé par kilogramme de son poids. Le 1er mai, à 9h du matin, on lui injecte encore 0gr,01 de sublimé par kilogramme, et aussitôt après on lui introduit sous la peau une cellule de Hesse contenant 10 gouttes de culture du bacille pyocyanique.

Le lapin B reçoit, par injection intra-veineuse, le 30 avril, 0gr,0015 d'arséniate de soude par kilogramme de son poids; la même dose est injectée, le 1er mai, à 9h; puis on place, de même qu'au précédent, une cellule contenant 10 gouttes de culture pyocyanique.

Le lapin C reçoit dans les veines, le 30 avril, 0gr,035 de sulfovinate de quinine par kilogramme; la même injection est faite, le 1er mai, à 9h, ensuite la cellule contenant 10 gouttes de culture pyocyanique est introduite.

Entre 2h45 et 3h, le même jour, on examine les cellules au microscope.

Chez les trois lapins, il y a de la diapédèse; elle est un peu moins marquée chez le lapin A que chez B et C, dont les cellules contiennent d'assez nombreux leucocytes. Une partie de ces leucocytes renferment des bacilles, et ces phagocytes sont un peu plus nombreux chez les lapins B et C que chez A. Mais la différence entre A et les deux autres porte surtout sur les bacilles libres, qui sont infiniment plus nombreux chez A. A ce point de vue, il n'y a qu'une différence minime entre B et C; il paraît y avoir moins de bacilles libres chez C que chez B.

On a pris une même quantité de l'exsudat local recueilli au point d'insertion de la cellule chez chacun des trois lapins et on l'a semé sur des tubes d'agar. La culture obtenue avec l'exsudat prélevé sur A a été trois fois plus riche que celles qu'ont données les tubes ensemencés avec l'exsudat de B et C; ces deux dernières cultures étaient à peu près semblables.

*Expérience XXXI.* — Le 7 mai 1890, à 9h du matin, on place sous la peau de deux lapins vaccinés des cellules de Hesse avec quelques gouttes de culture pyocyanique vivante et virulente.

En même temps, on injecte dans les veines au lapin M 0gr,009 de bichlorure de mercure par kilogramme, et au lapin A la même dose d'arséniate de soude, les solutions des deux sels étant à 2 pour 1000.

Le 8 mai, à 9h du matin, on injecte de nouveau par les veines au lapin M 0gr,007 de bichlorure de mercure par kilogramme, et au lapin A la même dose d'arséniate de soude.

Le soir, le lapin M est mourant, le lapin A est très abattu.

On retire les cellules de Hesse.

Chez le lapin M, on trouve très peu de leucocytes, des bacilles libres en quantité énorme, pas de phagocytose apparente.

Chez le lapin A, les leucocytes sont plus nombreux que chez M, mais infiniment moins qu'ils ne le sont chez tout autre lapin vacciné qu'on réinocule avec le bacille pyocyanique ; plusieurs des leucocytes contiennent des bacilles dans leur intérieur; il y a un grand nombre de bacilles libres, mais moins que chez M.

Je rapproche les conclusions de chacune de ces douze expériences ·

Les expériences XX, XXI et XXII prouvent que le charbon atténué, qui, inoculé au lapin (animal non réfractaire), provoque la diapédèse et la phagocytose, cesse de produire ces effets quand on injecte les produits solubles de la bactéridie.

L'expérience XXIII prouve que le charbon non atténué, qui, inoculé au chien (animal naturellement réfractaire), provoque la diapédèse et la phagocytose, cesse de produire ces effets quand on injecte les produits solubles d'un autre microbe pathogène, le bacille pyocyanique, vis-à-vis duquel le chien se montre pourtant réfractaire.

L'expérience XXIV prouve que le *Bacillus subtilis*, microbe non pathogène, qui, inoculé au lapin, provoque la diapédèse et la phagocytose, cesse de produire ces effets quand on injecte les produits solubles d'un microbe pathogène, le bacille pyocyanique.

Les expériences XXV et XXVI prouvent que le bacille pyocyanique, qui, inoculé au lapin vacciné, provoque la diapédèse et la phagocytose, cesse de produire ces effets quand on injecte ses propres produits solubles.

L'expérience XXVII prouve que le *Staphylococcus aureus*, qui, inoculé au lapin, provoque la diapédèse et la phagocytose, cesse de produire ces effets quand on injecte ses propres produits solubles.

Ces huit expériences prouvent que les produits bactériens nuisent à la diapédèse et à la phagocytose quand on les injecte sous la peau, surtout si on les injecte dans le foyer même où s'est faite l'inoculation ; mais que leur action est incomparablement plus intense quand l'injection est faite dans les veines.

L'expérience XXVIII prouve que le bacille pyocyanique, qui, inoculé au lapin vacciné, provoque la diapédèse et la phagocytose, cesse de produire ces effets quand on inocule en même temps le bacille du choléra des poules ou quand on injecte les produits solubles de ce dernier bacille.

L'expérience XXIX prouve que les produits solubles dans les précédentes expériences n'agissent pas en tant que liquides étrangers; car, si le bouillon pur et surtout l'eau distillée nuisent dans une certaine mesure à la diapédèse et au phagocytisme, c'est dans une proportion incomparablement plus faible que les produits bactériens.

Les expériences XXX et XXXI prouvent que cette action inhibitoire n'appartient pas exclusivement aux microbes et que d'autres poisons minéraux ou végétaux peuvent agir de même; que les sels mercuriels injectés dans les veines entravent puissamment la diapédèse et le phagocytisme; que cette entrave est moins marquée avec l'arséniate de soude, mais que ce dernier poison modère plus que le mercure la pullulation des microbes.

Il ressort clairement de ces expériences que :

1° *Si, chez un animal doué de l'immunité naturelle ou acquise, et dont les leucocytes présentent, en présence d'un microbe pathogène déterminé, des phénomènes de diapédèse et de phagocytisme manifestes, on injecte les produits solubles de ce microbe, en même temps qu'on inocule le microbe lui-même, la sortie des leucocytes s'effectue d'une façon moins active et leur action phagocytique est diminuée; en même temps, l'immunité est suspendue ou amoindrie, l'infection se produit plus rapide ou plus intense, comme l'ont établi des expériences antérieures.*

2° *Si, chez un animal qui n'a ni l'immunité naturelle ni l'immunité acquise, mais qui est capable de lutter par le phagocytisme contre un microbe atténué, ou aussi contre un microbe non pathogène, on injecte en même temps que ce microbe les produits solubles d'un microbe pathogène non atténué, on supprime le phagocytisme.*

Ces produits solubles, capables d'empêcher le phagocytisme, je les ai puisés dans les cultures de microbes pathogènes ; il est inadmissible qu'ils ne soient pas sécrétés aussi par les microbes au sein des tissus; il est même certain qu'ils sont sécrétés dans le corps de l'animal vivant, puisque j'ai constaté leur élimination par les urines des animaux infectés. On comprend dès lors que les microbes qui sécrètent de telles substances, capables d'exercer sur les leucocytes ou sur les vaisseaux une action stupéfiante, empêchent le phagocytisme, se développent, se multiplient et se disséminent en liberté, et soient pathogènes, précisément parce qu'ils possèdent cette sécrétion vénéneuse spéciale. On comprend aussi que les microbes dont les produits de sécrétion ne paralysent pas les leucocytes, soient dévorés par ces derniers et ne puissent pas, par conséquent, réaliser l'infection générale.

Les sécrétions microbiennes qui ne paralysent pas les leucocytes ne sont pas toujours pour cela sans action fâcheuse sur eux ; elles peuvent, quand elles sont mises en liberté par la dissolution du microbe dans l'intérieur du leucocyte, amener la mort de ce dernier. Il y a de grands champignons dont l'odeur ou le goût nous inspirent une telle répugnance qu'il nous est impossible de les manger ; il en est qui ne provoquent pas ce dégoût, que nous mangeons et qui nous empoisonnent. Les choses se passent de la même façon pour certains champignons inférieurs à l'égard des leucocytes. Tel microbe qui n'empêche ni la diapédèse, ni le phagocytisme, est cependant pathogène; il amène la mort des leucocytes, qui ne peuvent plus rentrer dans la circulation par les voies lymphatiques, et dont les cadavres accumulés constituent le pus.

D'autres microbes, par leurs sécrétions, exercent une action locale d'un autre ordre ; leur influence nuisible se fait sentir, non seulement sur les leucocytes, mais aussi sur la substance même des tissus qu'ils attaquent par des diastases, suivant toute vraisemblance. Ils produisent ainsi des œdèmes, des ramollissements, des gangrènes, même l'emphysème, comme l'a établi Arloing.

Tout n'est pas dit encore. J'ai démontré que la diapédèse et le phagocytisme peuvent être entravés par les produits solubles de certains microbes pathogènes, agissant à la suite de l'absorption générale, bien plus que localement dans la zone circonscrite où ces microbes sécrètent leurs produits. J'explique ainsi pourquoi les leucocytes ne sortent pas des vaisseaux et ne dévorent pas les bactéries. J'ai supposé que, en dehors de cette action empêchante, les leucocytes effectuent leur diapédèse en présence des microbes, parce que c'est leur destinée physiologique d'aller à la recherche des particules nuisibles déposées dans les tissus. C'était, je le reconnais, expliquer un fait par l'énoncé du fait. La question vient d'être posée à Bruxelles, et résolue d'une façon fort ingénieuse et inattendue par MM. Massart et Bordet dans le laboratoire de M. Heger, à l'Institut Solvay. Il résulte de leurs expériences que les cultures même stérilisées de microbes pathogènes attirent les leucocytes, qui envahissent des tubes capillaires qu'on a déposés dans l'abdomen de la grenouille, après les avoir remplis de ces produits bactériens. Au contraire, les leucocytes ne se rencontrent pas dans les tubes remplis du liquide nourricier dans lequel les microbes n'ont pas vécu. Les produits solubles des bactéries provoqueraient donc la sortie des leucocytes par une sorte d'attraction. Les faits de suppuration locale sans microbes, produits par l'injection de cultures stérilisées du *Staphylococcus aureus* et par bien d'autres substances diastasiques ou alcaloïdiques, étaient de nature à rendre cette conclusion vraisemblable. Mais les produits de la désassimilation des tissus exercent la même action attractive sur les leucocytes, et il y a à tenir compte, dans le phénomène, à la fois de l'attraction par les produits bactériens et de l'appétence de ces cellules pour les matières fournies par les cellules altérées au contact des poisons microbiens.

Les expérimentateurs dont je cite les travaux ne méconnaissent pas que les leucocytes peuvent être paralysés et empêchés ainsi de sortir des vaisseaux et de remplir leur rôle de phagocytes. Ils ont constaté que le chloroforme et la paraldéhyde accomplissent cette action paralysante. Mais ils ne soupçonnent pas l'action stupéfiante des produits bactériens sur les leucocytes. Et là où j'explique les phénomènes par la suppression de l'aptitude à se laisser paralyser, qui permet aux leucocytes des animaux vaccinés d'aller détruire les microbes, ils invoquent l'exaltation de l'irritabilité des leucocytes. Quand je parle de l'absence de matière stupéfiante chez certains microbes, ils invoquent la présence de matières attractives que les microbes ont sécrétées ou qu'ils ont incité les tissus à sécréter.

## CONCLUSIONS.

Il me semble que nous pouvons maintenant comprendre comment, à l'aide de leurs produits solubles, les microbes peuvent accomplir un certain nombre de faits constitutifs de l'infection, ou consécutifs à l'infection.

Un microbe, dont les produits ne seront capables ni de détruire chimiquement les tissus, ni de paralyser les leucocytes ou de troubler les cellules nerveuses, pourra vivre pendant quelque temps dans le point de l'organisme où il aura été déposé, et même s'y développer, à la condition toutefois que les humeurs de l'animal ne seront pas bactéricides pour ce microbe; mais, rapidement, les leucocytes, opérant leur diapédèse, circonscriront et pénétreront la région envahie, s'empareront des microbes qu'ils feront disparaître par digestion intra-cellulaire, les spores seules pouvant être capables de résister (Vyssokovitch), puis, cheminant par les voies lymphatiques, rentreront dans la circulation pour y suivre leur destinée. Il n'y aura eu ni infection générale, ni intoxication générale, ni perturbation locale notable.

Un microbe dont les produits ne seront capables ni de détruire chimiquement les tissus, ni de paralyser les leucocytes, ni de troubler les cellules nerveuses, mais qui, à un certain degré de concentration, pourront tuer les leucocytes, provoquera comme le premier la diapédèse et le phagocytisme; seulement, les cellules migratrices ne pourront pas continuer leur route, elles détruiront bien les microbes, mais elles succomberont elles-mêmes pendant ce travail; elles deviendront cellules de pus et resteront dans le tissu affecté. Il n'y aura ni infection générale, ni intoxication générale, ni destruction locale de tissu, mais il y aura infiltration purulente.

Un microbe semblable au précédent, et dont les produits solubles seront, de plus, capables d'exercer une action chimique sur les tissus, laissera, comme les deux premiers, l'ensemble de l'organisme indemne de toute infection ou intoxication; mais il produira, à un plus haut degré que le précédent, la lésion locale; à la suppuration s'ajoutera la dissolution ou la mortification, ou même la décomposition de la substance fondamentale du tissu, d'où résultera la collection purulente qui pourra s'accompagner de nécrose, laquelle sera la gangrène, si quelque infection saprophytique secondaire se surajoute à la première.

Supposez que des microbes semblables aux trois premiers possèdent, en plus, un certain degré de toxicité de leurs produits solubles, vous observerez en même temps que les phénomènes locaux, indiqués pour chacune des trois catégories, un certain retentissement général, qui dépendra non de l'extension de l'infection, mais de la résorption et de la dissémination des poisons fabriqués par les microbes dans le foyer local.

Supposez enfin un microbe dont les produits seront capables de paralyser les leucocytes; il se développera, cheminera dans les interstices des tissus, pénétrera même les cellules, ou, suivant les voies lymphatiques, arrivera à la circulation générale et se répandra partout, à supposer encore que les humeurs de l'animal ne soient pas bactéricides pour ce microbe. S'il n'est toxique qu'à l'égard des leucocytes, sa pullulation et sa dissémination ne provoqueront pas de grands désordres; il suscitera seulement un peu partout la réaction locale des cellules, tels les bacilles de la tuberculose et de la lèpre. Si ses produits sont toxiques, les phénomènes fébriles ou nerveux apparaîtront comme dans l'une des catégories précédentes.

Dans tous les cas que je viens d'imaginer, le microbe peut, au nombre de ses produits, avoir des substances vaccinantes; que l'infection soit locale ou générale, ces substances absorbées et répandues par la circulation imprégneront les cellules et amèneront un changement de la nutrition qui persistera, même quand ces matières vaccinantes auront été éliminées par les émonctoires. De cette modification durable de la nutrition, due à cette imprégnation passagère, résulteront deux choses : 1° l'état bactéricide des humeurs pour le microbe qui a sécrété ces matières vaccinantes, et parfois pour quelques autres microbes ; 2° la possibilité pour les leucocytes ou pour les vaisseaux de ne plus se laisser paralyser par les substances toxiques de ce microbe : l'immunité, en d'autres termes, avec ses deux principales conditions.

Quand il y a beaucoup de matière stupéfiante ou une très grande sensibilité des leucocytes à se laisser paralyser par ces substances, la septicémie sans lésion locale, l'infection suraiguë en résulte.

Quand il y a très peu ou pas de matière stupéfiante, ou quand les leucocytes sont peu ou pas impressionnés par ces matières, la lésion locale en est la conséquence, à la condition toutefois que les microbes sollicitent la diapédèse, soit en sécrétant d'autres matières qui excitent l'irritabilité des leucocytes, soit en provoquant une détérioration locale des tissus par eux-mêmes ou par quelque produit sécrété, tel que les diastases.

Au-dessus de ces conditions, il y a une cause préalable indispensable pour qu'un microbe provoque la lésion locale ou l'infection générale, c'est qu'il puisse vivre et se multiplier dans les tissus, c'est que les humeurs de l'animal ne soient pas bactéricides.

Il est bien certain que ce n'est pas une seule substance qui fait tout cela, et qu'il n'y a pas pour chaque microbe une substance capable d'accomplir à elle seule toutes ces fonctions. Les produits de la vie d'un microbe comme de toute cellule vivante sont multiples ; beaucoup de ces substances ne sont pas toxiques ; les matières toxiques sont nombreuses pour un même microbe : il y a des diastases, il y a des alcaloïdes, il y a des acides volatils, etc. Je soutiens depuis longtemps et j'ai partiellement démontré que les matières vaccinantes sont distinctes des matières toxiques ; la preuve vient d'être donnée expérimentalement par Charrin et Arnault.

Parmi les lésions locales de l'infection, les altérations chimiques du tissu dépendent sans doute des diastases ; mais il est extrêmement probable que la paralysie des leucocytes, l'obstacle au phagocytisme est dû à quelqu'une des autres substances toxiques, à quelque toxine, comme on dit.

Parmi les accidents généraux de l'infection, la fièvre paraît être due aux diastases, et peut-être aussi à certaines altérations cellulaires telles qu'on en constate dans le foie, dans les reins, dans les muscles. Les phénomènes nerveux sont sous la dépendance des toxines.

Je ne sais pas ce qui produit chacun des deux éléments constitutifs de l'immunité ; mais, assurément, ce ne sont pas les diastases. Si ce sont des toxines, ce sont parmi ces toxines quelques substances douées d'une très faible toxicité générale, ou du moins dont le pouvoir vaccinant l'emporte de beaucoup sur le pouvoir toxique, puisqu'on vaccine avec une quantité de produits solubles qui n'est qu'une très petite fraction d'une dose qui, elle-même, n'est pas toxique.

Pour clore cette longue étude, je formulerai en dix-huit propositions les notions démontrées touchant l'action des produits solubles :

1° *Parmi les matières sécrétées par les microbes, il est des matières empêchantes, c'est-à-dire capables de nuire directement au développement, à la multiplication, à la sécrétion du micro-organisme.*

2° *Il en est, d'autre part, qui sont favorables au microbe, mais indirectement, en modifiant chimiquement le milieu.*

3° *Il y a des matières sécrétées par un microbe qui sont empêchantes pour des microbes d'autres espèces.*

4° *Il y a des matières sécrétées par un microbe d'une espèce qui sont favorables pour des microbes d'autres espèces.*

5° *Il y a des microbes qui sécrètent des substances toxiques pour les animaux, et c'est cette toxicité de sa sécrétion qui constitue la virulence d'un microbe.*

6° *Il y a des microbes pathogènes qui sécrètent des matières vaccinantes.*

7° *Ce n'est pas par sa présence, à titre de matière empêchante, que la matière vaccinante produit l'immunité.*

8° *Les matières vaccinantes sécrétées par un microbe pathogène impressionnent l'organisme animal, de telle sorte que, même quand elles ont été éliminées, ses humeurs restent, d'une façon durable, moins propices à la vie de ce même microbe.*

9° *Ces mêmes matières vaccinantes ont un autre effet sur l'organisme : elles changent l'activité de ses cellules, de telle sorte que, même après l'élimination des matières vaccinantes, les leucocytes, en présence du même microbe, effectuent plus abondamment leur diapédèse et accomplissent avec plus d'énergie leur fonction de phagocytes.*

10° *Les matières solubles d'un microbe, quand on les injecte* en même temps *qu'on inocule ce même microbe, rendent l'infection plus intense. Ces mêmes matières, injectées quelques jours avant l'inoculation, bien loin d'aggraver l'infection, l'empêchent ou l'atténuent.*

11° *Étant donnés deux microbes antagonistes, c'est-à-dire dont l'inoculation simultanée ne laisse généralement se développer que l'un des deux, on remarque que les matières solubles du plus fort peuvent être empêchantes pour le plus faible, l'expérience étant faite* in vitro.

12° *Les matières solubles du plus fort, injectées en même temps qu'on inocule le plus faible, n'empêchent pas en général ce dernier de se développer; elles produisent toutefois un ralentissement et une atténuation de l'infection.*

13° *Les matières solubles du plus fort atténuent l'infection produite par le microbe le plus faible, même quand on les introduit loin du point d'inoculation; mais elles paraissent efficaces à un plus haut degré quand elles sont répandues dans le foyer de l'inoculation. Elles peuvent donc agir en partie à titre de matière empêchante, mais elles agissent surtout par un autre procédé.*

14° *Étant donnés des microbes non plus antagonistes, mais auxiliaires, on peut, par l'inoculation de l'un, ou par l'injection de ses produits solubles, permettre à l'autre de se développer chez un animal qui lui est naturellement réfractaire ou rendre possible son développement chez un animal non réfractaire, dans le cas où la virulence de ce microbe serait tellement atténuée qu'il ne pourrait plus végéter chez cet animal non réfractaire.*

15° *L'état bactéricide des humeurs produit par l'injection de matières bactériennes peut apparaître à partir des vingt-quatre premières heures.*

16° *L'état bactéricide des humeurs produit par une vaccination n'est ni supprimé ni suspendu par une nouvelle injection des produits bactériens qui avaient conféré l'immunité; il serait plutôt augmenté.*

17° *Chez les animaux qui ont l'immunité naturelle ou acquise et qui sont capables de lutter par le phagocytisme contre un microbe pathogène, les produits solubles de ce microbe peuvent entraver ce phagocytisme.*

18° *Chez les animaux qui n'ont ni immunité naturelle ni immunité acquise, mais qui sont capables de lutter par le phagocytisme contre les microbes non pathogènes ou contre les microbes pathogènes atténués, on peut, à l'aide des produits solubles d'un microbe très virulent, entraver ce phagocytisme.*

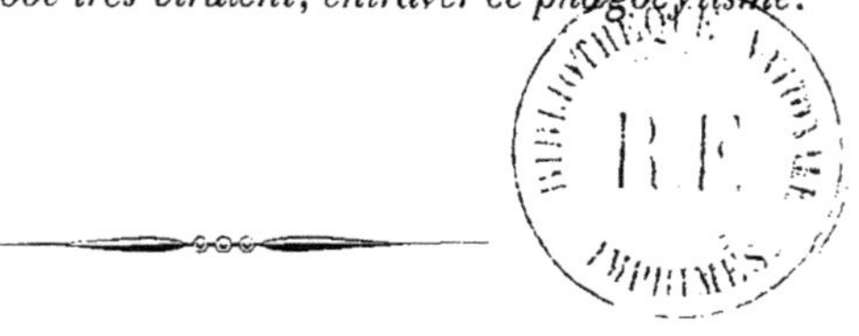

# TABLE DES MATIÈRES.

Pages.

Introduction ..... 3

Action des produits bactériens sur les microbes ..... 3

Action nuisible aux microbes ..... 3

Action utile aux microbes ..... 6

Action des produits bactériens sur l'organisme animal ..... 8

Action nuisible à l'organisme ..... 8

Action utile à l'organisme ..... 10

Action que les produits solubles d'un microbe exercent sur l'infection produite par ce microbe ..... 16

Action que les produits solubles d'un microbe exercent sur l'infection produite par un autre microbe ..... 19

Examen des procédés par lesquels les produits bactériens influencent l'infection. 26

Action des produits bactériens sur l'état microbicide des humeurs ..... 33

Action des produits bactériens sur le phagocytisme ..... 38

Conclusions ..... 48



GAUTHIER-VILLARS ET FILS, IMPRIMEURS-LIBRAIRES DES COMPTES RENDUS DES SÉANCES DE L'ACADÉMIE DES SCIENCES.
16324 Paris. — Quai des Grands-Augustins, 55.

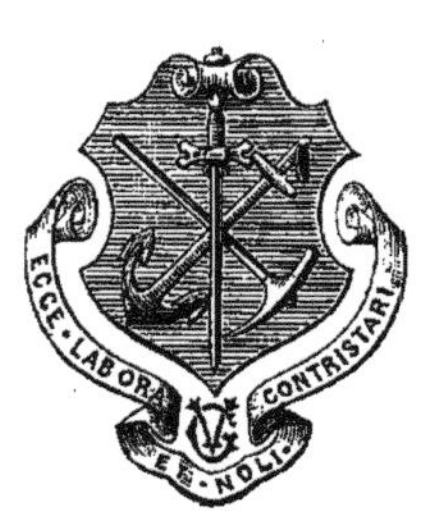
ECCE · LABORA
CONTRISTARI
ET · NOLI ·

www.ingramcontent.com/pod-product-compliance
Ingram Content Group UK Ltd.
Pitfield, Milton Keynes, MK11 3LW, UK
UKHW021014200726
13857UKWH00004B/1447